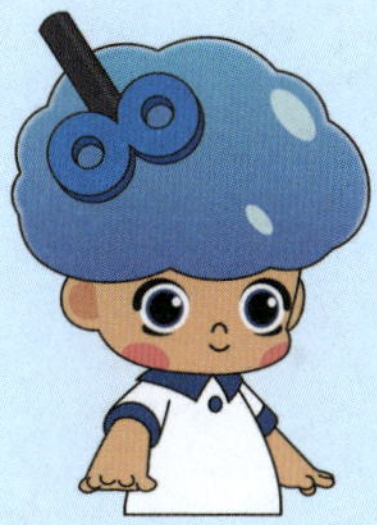

逆龄脑计划：
预防记忆衰退行动

主　审　赵国光

主　编　唐　毅

副主编　乔雨晨　秦　琪

编　者　（以姓氏笔画为序）

马晓伟　王欠欠　王延江　毛荷娇
边志明　邢　怡　吕继辉　乔雨晨
杜怡峰　李耀伟　杨　璇　邱琼琼
张　楠　范凯婷　贺　电　秦　琪
唐　毅　鹿媛媛　章军建　彭国平
褚　熙　蔡龙军　魏　娜

人民卫生出版社

·北　京·

图书在版编目（CIP）数据

逆龄脑计划 ：预防记忆衰退行动 / 唐毅主编. 北京 ：人民卫生出版社，2025. 8（2025. 12重印）. -- ISBN 978-7-117-38464-3

I. R749.101

中国国家版本馆 CIP 数据核字第 2025LN9430 号

人卫智网	www.ipmph.com	医学教育、学术、考试、健康， 购书智慧智能综合服务平台
人卫官网	www.pmph.com	人卫官方资讯发布平台

逆龄脑计划：预防记忆衰退行动

Niling Naojihua：Yufang Jiyi Shuaitui Xingdong

主　　编：唐　毅
出版发行：人民卫生出版社（中继线 010-59780011）
地　　址：北京市朝阳区潘家园南里 19 号
邮　　编：100021
E - mail：pmph @ pmph.com
购书热线：010-59787592　010-59787584　010-65264830
印　　刷：天津市光明印务有限公司
经　　销：新华书店
开　　本：710 × 1000　1/16　　印张：19
字　　数：256 千字
版　　次：2025 年 8 月第 1 版
印　　次：2025 年 12 月第 2 次印刷
标准书号：ISBN 978-7-117-38464-3
定　　价：89.00 元
打击盗版举报电话：010-59787491　E-mail：WQ @ pmph.com
质量问题联系电话：010-59787234　E-mail：zhiliang @ pmph.com
数字融合服务电话：4001118166　E-mail：zengzhi @ pmph.com

主审简介

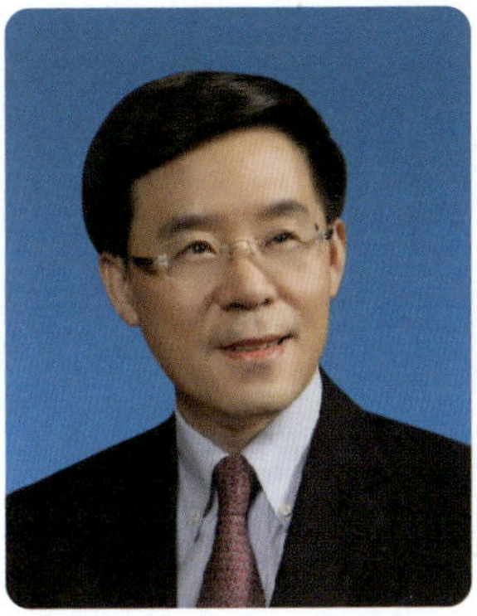

赵国光 国家神经疾病医学中心主任，首都医科大学宣武医院党委副书记、院长。主任医师、二级教授、博士研究生导师，中国医学科学院学术咨询委员会学部委员，北京学者。长期从事功能性脑疾病的临床诊疗与前沿技术研究，牵头开展脑机接口临床应用及转化研究。获得中华医学科技奖一等奖，北京市科学技术进步奖一等奖，教育部“全国高校黄大年式教师团队”、北京市高等学校教学名师奖等；创建国际首个脑网络疾病英文期刊 *Brain Network Disorders*。

主编简介

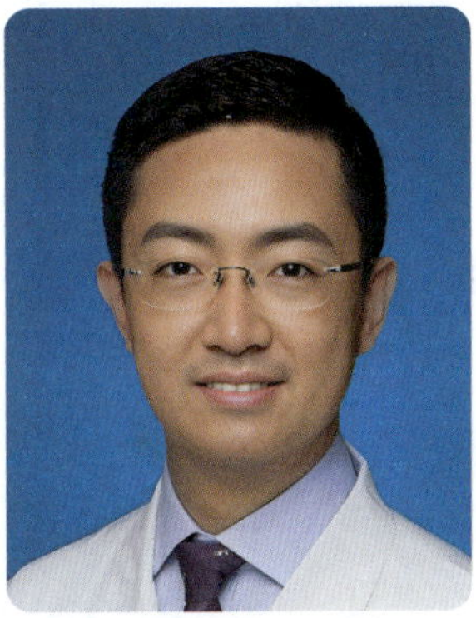

唐　毅 主任医师、教授、首都医科大学宣武医院常务副院长、国家神经疾病医学中心常务副主任、神经变性病教育部重点实验室副主任。长期从事阿尔茨海默病的临床诊疗工作及诊治研究，先后获首届北京市先进科技工作者，中华医学科技奖一等奖等荣誉。

序　一

在过去的几十年里，我们对大脑结构与功能的理解不断深入，但直到今天，认知障碍依然是医学界最艰难的“前线”之一。它不是一场突如其来的重病，而是一段漫长、隐匿却无比残酷的旅程。对个体而言，它吞噬记忆与自我；对家庭而言，它带来照护的挑战与情感的冲击；对整个社会而言，它正悄然改变对衰老、健康与生命质量的根本认知。

正是在这样一个时代节点上，唐毅教授和宣武医院认知障碍团队用行动给出了回应。他们率先在国内开展认知功能的规范化筛查、分层干预与临床管理实践，积累了大量第一手研究与治疗数据。他们不是站在讲台上空谈科学，也不是局限于病房里的个案记录，而是真正投身于“让更多人不迷失在时间里”的长期事业。

《逆龄脑计划：预防记忆衰退行动》是这项事业的一次集中呈现，更是一场呼吁全社会参与的大脑健康倡议。从记忆衰退的分型识别到生活方式干预，从前沿药物与数字疗法的探索到社会支持系统的构建，它为读者搭建起一座通往认知健康的立体桥梁。这本书兼顾了医学知识的严谨性和行动策略具体化。更重要的是，它传递出一种态度：我们不是被动等待遗忘到来，而是要主动出击，延缓它、挑战它，甚至战胜它。

我们每一个人，都可能在未来成为认知障碍的患者、照护者，或社会支持系统的一环。而我们能否在疾病袭来前提前布防，能否在衰老的旅途中依然保有清晰自我，正取决于今天我们是否愿意了解、愿意面对、愿意行动。

希望这本书，能点亮公众对大脑健康的关注之光，也成为更多人参与“逆龄”行动的起点。因为在每一次早期筛查、每一个干预方案、每一段用爱陪伴的日常背后，都是我们共同守护记忆、尊严与人性的努力。

中国科学院外籍院士
美国国家科学院院士
王晓东
2025 年 6 月

序　二

在神经科学研究的漫漫征途上，以阿尔茨海默病为代表的认知障碍疾病已成为横亘在人类健康之路上的重大挑战，亦是全球公共卫生体系必须直面的核心议题。随着人口老龄化进程的加速推进，认知障碍疾病的发病率和患病率均快速增长，越来越多的个体开始暴露在记忆衰退、认知功能下降的威胁之下。如何运用科学手段有效预防并延缓认知功能衰退，已然成为神经科学领域亟待攻克的关键科学问题。

作为一名深耕神经科学领域多年的科研工作者，我对大脑结构与功能的复杂性有着深刻认知。大脑犹如一个精密运转的超级系统，其可塑性既为神经修复与功能重建带来希望，也因认知障碍发病机制的高度复杂性而增加了研究难度。令人忧心的是，当前公众对认知障碍疾病的了解仍存在显著缺口，这直接导致大量患者错失疾病早期识别与干预的黄金窗口。这不仅严重损害患者的生活质量，更给家庭和社会带来沉重负担，这进一步凸显了认知障碍疾病防治工作的紧迫性与重要性。

唐毅教授团队一直在认知障碍疾病领域持续深耕，基于临床一线的经验积累和最新的学术研究进展，联合全国专家共同撰写了《逆龄脑计划：预防记忆衰退行动》。这本图书的出版恰逢其时，它为认知障碍疾病的科学普及工作开辟了全新路径。区别于传统学术专著，本书以深入浅出的叙事方式，将复杂的神经科学理论与临床医学知识转化为易于大众理解的科普内容。书中不仅系统阐述了记忆衰退的临床表现与病理机制，更从日常生活场景出发，围绕饮食营养、运动锻炼、心理健康等多个维度，构建了一套科学且操作性强的认知功能维护方案。无论是健康人群的早期预防，还是症状初期患者的干预指导，本书都提供了极具参考价值的实践建议。相信通过阅读此书，能够唤醒更多人对大脑健康的重视，将科学预防理念转化为日常行动，共同抵御认知障碍疾病的威胁。

中国科学院院士　张旭

于珠海横琴

2025 年 6 月 30 日

前 言

我们流畅无碍的日常思考、言语与行动，无不依赖于大脑日复一日地协调着我们的感知与行为。大脑通过接收外界信息，经过精密加工，转化为我们的知识储备与行为能力，这便是我们常说的“认知”。小到记住一个电话号码、理解一段话的含义，大到完成工作、做出关键决策，认知功能都扮演着核心角色，涵盖了记忆、学习、语言、执行、空间感知等多个维度。

认知障碍并非简单的“记性变差”，而是大脑这部精密“运行系统”遭受了持续性损害。它让记忆如沙漏般流逝，使学习举步维艰，令语言组织支离破碎，思考判断力不从心，甚至使亲人变成了陌生人。这种疾病无声地侵蚀着个体的独立性、尊严感，以及与世界连接的纽带。在我国，轻度认知障碍患者超过 3 800 万，痴呆患者超过 1 500 万，每一个数字背后，都是一个家庭的沉重负荷、一场无声却艰巨的战役。

当家属们拿到认知障碍诊断书时，常急切地问：“大夫，有没有特效药？”却往往忽略了那些更基础，却也至关重要的叮嘱——关于一日三餐的调整，每日活动的坚持，人际交往的投入，以及那些需要动脑的小练习。2024 年 5 月发布的《中国阿尔茨海默病蓝皮书》再次明确强调：调整饮食、规律运动、保持社交和坚持认知训练，是筑起认知障碍防线、延缓疾病进展的关键支撑。对抗遗忘的武器，其实就藏在每一口健康的饭菜里，在每一次散步的足迹中，在每一次与亲友的畅谈间，在每一次主动的脑力激荡里。

作为一名从事认知障碍临床及研究工作近 20 年的医生，我深知：这趟“记忆列车”的终点虽已设定，但通过早期识别和积极干预，可以让更多人更晚地踏上这趟列车，或者让旅程走得更平缓些。通过对可调控危险因素的联合控制，如高血压、听力丧失、缺乏运动、社交孤立等，超过 40% 的阿尔茨海默病是可以预防的。“上工治未病，智者握先机”，守护记忆，贵在未雨绸缪。

令人欣慰的是，越来越多的家庭开始行动起来，有患者家属告诉我，在坚持用药的同时，陪母亲跳广场舞并进行认知训练，惊喜地发现老人竟能记住一整套复杂的舞步！当科普的种子在心里扎根，那些曾被轻视的生活方式的力量，正成为对抗遗忘最坚实的盾牌。这，正是我们坚持科普的意义所在。这也是我们组织编写《逆龄脑计划：预防记忆衰退行动》的初心——希望能将这份守护记忆的“武器”，交到每一个家庭手中。

书中凝聚了前沿的科研成果和丰富的临床经验，详细解读了如何识别风险、定期筛查及把握就医时机；更提供了全方位的生活方式干预方案，涵盖科学饮食搭配、有效运动处方、优质睡眠管理，认知训练技巧和社交活动建议，并介绍了最新的药物与非药物干预进展。

在本书稿即将付梓之际，承蒙中国科学院王晓东院士和张旭院士拨冗赐序以及白岩松老师为本书倾情推荐。这份厚爱令我倍感荣幸，也更深刻地体会到做好认知障碍科普工作的重大责任。同时，因知识更新所限，书中若有疏漏之处，恳请读者朋友们不吝赐教。

唐毅

2025年7月

目　录

第一篇　探索“认知障碍”的奥秘世界

第二篇　发现认知功能受损的“秘籍”

第三篇 认知健康的多元探索：谁在影响我们的记忆与认知功能？

第四篇 开启健康大脑的生活指南

第五篇 激发思维活力的“妙招”

第六篇　药物治疗筑牢记忆堡垒

清晨，阳光穿过斑驳的树叶，洒在小学的校园里。三年级教室的门缓缓打开，林老师像往常一样，搀扶着头发花白的母亲走进教室。母亲目光有些呆滞，脚步也略显蹒跚。林老师小心地安顿母亲坐在角落的椅子上，又整理好讲台上的教案，开始了一天的授课。一开始，家长们对此十分不满，纷纷表达自己的担忧，“也挺同情林老师的，但这是学校呀。”家长委员会主席言辞激烈：“老师怎么能带着患有痴呆的母亲来学校？孩子正是专注力培养的关键时期，老人时不时发出奇怪声音，肯定会分散孩子们的注意力！”还有家长说道“学校不是养老院！找个保姆在家照顾不行吗？”其他家长也随声附和，质疑声铺天盖地。

林老师默默承受着一切，每天依旧带着母亲来上班，依旧亲手喂饭，依旧为母亲整理衣服，一边照顾母亲，一边用心教学，林老师对母亲的关心孩子们都看在了眼里，时间一天天过去了，孩子们的变化悄然发生了。小斌见到林老师带着母亲从身边走过，毕恭毕敬地鞠躬，说道：“林老师好！奶奶好！”回到家中，小斌看着妈妈亲手做的饭菜说：“我长大了，做饭给妈妈吃。”妈妈看着一向调皮的小斌，不明所以地问道：“这是怎么了？”

这一天，校长找到林老师，希望他站在学校的角度，理解校方难处，请个保姆居家照顾痴呆的母亲，林老师低头不语，他在想如何让学校不再为难，又能陪伴照顾母亲，就在此时，他发现原本坐在办公室门口的母亲突然不见了。他急切地寻找母亲，不停呼喊“妈，妈”，孩子们见状，停止了玩耍、放下了纸笔，不约而同地跑出去一起寻找，正准备和爸爸回家的小斌突然扯下头盔，加入寻找队伍，越来越多孩子跟着跑起来，他们翻遍操场、花园，像寻找自己走失的亲人……夕阳下，几十个小小的身影穿梭在学校和周围的街巷，仿佛一场无声的接力。最终，小南在马路旁发现了一位熟悉的老人——她正攥着林老师儿时的照片，对围上来的人群怯生生地问：“你们看见我儿子了吗？他该放学了”当母子重逢时，母亲茫然地抚摸着林老师的脸：“你放学了？快回家吃饭。”林老师的眼泪砸在母亲的手背上，而追来的家长们终于知道了真相——这位被他们埋怨的老师，曾多次拒绝高薪职位，只因“妈妈的世界只剩下我了”。

第二天，学校邀请了学生家长，共同参加主题为“感恩”的班会，开始，没有孩子主动发言，校长请林老师带头分享，林老师说，“那我就说说和妈妈的日常吧！小时候，妈妈为了让我能吃上热乎的早饭，天不亮就起床忙碌；我生病时，她整夜守在床边，眼睛都不敢多眨一下。现在这个给予我生命的人生病了，她忘记了很多东西，可能有一天也会忘记我，忘记自己，但是我会一直照顾她、保护她、陪着她。”简单的几句话，把孩子们的思绪带入到林老师每天照顾母亲的情境中，教室中瞬间安静起来，孩子们仿佛若有所思。班会上，小斌画了一幅画。画面中，林老师给母亲喂饭，阳光透过窗户，照亮了两人的脸庞，画面温馨而美好，并在旁边工工整整地写下：“我要永远爱妈妈。”看到这幅画，很多家长都陷入了沉思。

从那以后，家长们的态度发生了巨大转变。在一个阳光灿烂的日子里，学校组织亲子活动。家长们邀请林老师和母亲也参与其中，母亲脸上洋溢着幸福的笑容，孩子们围绕在她身边，欢声笑语回荡在校园的每个角落。这一刻，对痴呆的偏见被打破，爱与理解的种子在每个人心中生根发芽。

2024 年 12 月，国家卫生健康委联合多部门印发《应对老年期痴呆国家行动计划（2024—2030 年）》，该计划明确总体要求：以习近平新时代中国特色社会主义思想为指导，实施健康优先发展战略和积极应对人口老龄化国家战略，坚持预防为主、防治结合，坚持强化照护、扩大供给，坚持政府主导、社会参与，建立健全老年期痴呆防控体系，减少或延缓老年期痴呆的发生发展，提高老年人生命质量，促进实现健康老龄化。到 2030 年，痴呆防控科学知识基本普及，老年人认知功能筛查全面开展，老年期痴呆风险人群得到早期干预，规范化诊疗机制更加完善，照护服务能力稳步提升，老年期痴呆预防、筛查、诊疗、康复、照护综合连续防控体系基本建立，老年期痴呆患病率增速得到有效控制，老年期痴呆友好的社会环境建设取得积极成效。

林老师带母亲上学的故事，是千万个痴呆家庭的缩影，《应对老年期痴呆国家行动计划（2024—2030 年）》，认可照护者的艰辛，所以要提供服务支持；看见社会的偏见，所以推动防控科普；相信大家的力量，所以要建立痴呆友好型社会。家长们对林老师和母亲态度的转变，也是国家行动计划要努力抵达的方向，更是一种社会对疾病的觉醒：老年期痴呆终将从“家庭的困境”变成社会的责任。相信会有千千万万个林母会接受社区认知筛查，更早启动疾病干预方案，接受更专业的照护服务。未来，认知障碍患者一定会如行动计划所期，“在熟悉的环境中体面生活”。

第一篇

探索“认知障碍”的奥秘世界

在哈勃空间望远镜拍摄的“极端深场”照片中，人类观测到了 10 000 个星系。在我们颅腔之中，存在着一个由约 860 亿神经元构成的神经网络，其复杂程度甚至超越了宇宙本身。此刻正在阅读这段文字的你，大脑正以每秒 10 万次的速度传递神经信号，构成了意识、记忆与智慧的璀璨星河。但正如宇宙存在暗物质，大脑中也存在着无法解释的认知暗区——当这些区域开始吞噬思维光芒时，我们称之为认知障碍。

想象这些信号突然变成乱码，你最熟悉的语言变成外星文字，你最珍视的记忆化作碎片拼图，你最眷恋的笑容隐入时光深谷——这不是科幻电影，而是全球每 3 秒就有人坠入的深渊。认知障碍，正在等待我们揭开它的终极谜题。

01 记忆衰退=“认知障碍”？

记忆是身份的基石，塑造我们的认知，是个人历史的见证。记忆是智慧的源泉，总结过去的经验，指导我们做出更好的选择。记忆是情感的纽带，连接着人与人之间的情感，维系关系。记忆不仅是对过去的存留，更是理解现在、展望未来的关键。记忆对每个人而言都是非常重要的，但是随着年龄的增长，你会发现偶尔会忘记一些事情，例如朋友的名字、约会的时间，或者放钥匙的地方。这种现象在老年人中尤为常见，通常被认为是“正常的记忆衰退”。然而，记忆衰退有时可能不仅仅是老化的自然表现，它还可能是认知障碍或更严重疾病的预兆。应该如何区分正常的记忆衰退和可能的认知障碍，成了大家非常关注的问题。

一、记忆衰退的分类

记忆衰退是每个人都会经历的过程，但它的性质和严重性却有所不同。记忆衰退可以分为两种类型：非病理性记忆衰退和病理性记忆衰退。了解它们的不同，不仅能帮助你识别自己或他人的记忆问题，还能指导你采取合适的措施来改善或延缓衰退的过程。

（一）非病理性记忆衰退

非病理性记忆衰退，顾名思义，是由自然衰老过程引起的记忆能力下降。就像汽车开了很久，车子的某些部件开始出现磨损，人体的大脑也随着年龄增长而经历一些“老化”，导致记忆功能逐渐下降。这种类型的记忆衰退通常表现为偶尔忘记一些小事，例如今天早上喝的咖啡是什么味道，或者忘记眼镜放在哪里了。这些忘记的事情不会影响到日常生活的正常进行，通常是些琐碎的细节。认知衰退的进程缓慢，你可能会发现，随着时间的推移，自己偶尔有点记不清东西，但这通常是逐渐发生的，不会一下子造成很大困扰。影响的是短期记忆或工作记忆，而长期记忆则不太受到影响。

常见原因包括衰老本身、睡眠质量差、情绪波动和压力。随着年龄的增加，大脑中负责处理记忆的神经元连接会逐渐减少。就像我们用久了的手机电池，充电速度变慢一样，大脑的“记忆电池”也需要更多的“充电”来保持活力。睡眠对记忆巩固非常重要。如果你发现自己经常失眠或早醒，记忆力可能会受到影响。研究显示，睡眠不足会影响脑部的代谢废物清除，导致记忆衰退加速。情绪问题，特别是长期的焦虑或抑郁，可能让大脑的记忆系统“过载”，导致短期记忆难以保持。

（二）病理性记忆衰退

与非病理性记忆衰退不同，病理性记忆衰退是由某些疾病引起的记忆问题。病理性记忆衰退不仅仅是偶尔的忘记，它是渐进性的，通常会影响到日常生活和自我照料能力。最常见的病理性记忆衰退是由神经退行性疾病引起的，例如阿尔茨海默病（Alzheimer's disease，AD）。这种类型的记忆衰退表现为明显的记忆丧失，例如忘记去过的地方，不再能认出自己熟悉的朋友，忘记家人的名字，甚至忘记自己是谁。通常伴随着其他认知功能的损害，例如语言障碍、注意力缺失和执行功能障碍。还会影响日常生活，例如无法独立完成做饭、穿衣、购物和理财等。

常见原因包括阿尔茨海默病、血管性痴呆和其他神经退行性疾病。阿尔茨海默病是最常见的病理性记忆衰退原因。随着β-淀粉样蛋白（Aβ）斑块和Tau蛋白的积累，神经元逐渐死亡，导致与记忆和认知功能相关的大脑区域受损。血管性痴呆由于脑血流不畅，神经细胞缺氧，导致记忆受损。血管性痴呆患者常常出现记忆丧失、注意力不集中等症状。其他神经退行性疾病，例如帕金森病和路易体痴呆等，这些疾病常常伴随记忆力下降和其他认知功能的障碍。

了解“病理性记忆衰退”后，不禁想起胡教授不同寻常的变化。

胡教授是一位医学院的优秀教师，在课堂上，她总能用精准的语言解构人类思维的奥秘。那些夹在解剖图谱里的手写便签，是她为每个临床医学新生量身定制的思维导图。百人阶梯教室中，她总能精准地唤出某位学生的名字。医学院的每一寸角落如同她的家庭，融入每天的生活。她在每间实验室里度过的日日夜夜，每间教室中和同学们畅谈医学，这些细碎的经纬编织成她二十余载春秋的行走轨迹。

直到某个春日，她在校园里迷路了，并且面对"认知神经科学"的板书，竟无法说出"海马体"这个专业术语。逐渐地，她连自己学生的名字都时常叫错。面对学生的提问，她常常一脸茫然，不知所措。教师节，学生们满怀敬意，带着亲手制作的精美礼物来看望她。这些礼物，承载着学生们对她的感激与祝福，曾经是她最珍视的宝贝。可如今，她却目光呆滞，丝毫记不起这些礼物背后的深厚情谊。

这些糟糕的情况，不只是出现在胡教授热爱的工作上，也体现在日常生活中，去年的购物节期间，家中摆放着她购买的6双同款鞋子，而她却完全不记得，还对爱人大发脾气，说爱人浪费东西，一下子买这么多鞋，弄得爱人很是无奈。不仅如此，她还时常沉浸在错乱的记忆里。一次家庭聚餐时，她突然绘声绘色地讲述自己烹饪某道经典菜肴的过程，描述得细致入微，仿佛这道菜就在眼前。可事实上，家人从未在餐桌上见过这道菜。在讲述过程中，她表情认真，手势丰富，似乎对这些虚假记忆深信不疑。

尽管病理性记忆衰退如潮水般侵蚀着胡教授的认知世界，也让整个家庭陷入了痛苦的漩涡，每一次相处，都充满了无奈与心酸。但在她的日记本里，最新一页这样写道：今天，我又一次忘记了女儿出门前叮嘱我的事情，却在解剖课上准确指出了海马体的位置——原来我的大脑正在用最后的力量，守护着最珍贵的专业本能。

二、记忆衰退与认知障碍的关系

记忆衰退并不一定意味着认知障碍的发生。非病理性记忆衰退是正常衰老的一部分，就像是大脑这台精密的仪器正常运转过程中产生的正常磨损；病理性记忆衰退是认知障碍的早期表现或是组成部分，像阿尔茨海默病引起的记忆衰退，随着病情的进展，执行功能、语言能力还有定向力等也会出现问题。因此，记忆衰退和认知障碍可能独立存在，也可能递进发展，需结合具体症状和全面的认知评估，这对早期诊断和治疗至关重要。

记忆衰退就像是认知障碍吹响的第一声"号角"，但并不能单独作为诊断依据。认知障碍通常涉及多个认知域的受损。确诊认知障碍需警惕更多认知域异常的"警报器"联动。通过理解认知障碍所涉及的大脑认知域及其功能，我们可以更好地进行早期干预，减缓认知功能的衰退，提升生活质量。

三、大脑的认知域

刚才我们提到，认知障碍通常涉及多个认知域的受损。我们的大脑拥有多个认知域，除了常说的记忆力之外，还有注意力、语言、执行功能、定向力等。全面了解认知障碍涉及的各个认知领域，对大家早点发现问题、尽早干预非常重要（图 1-1-1）。

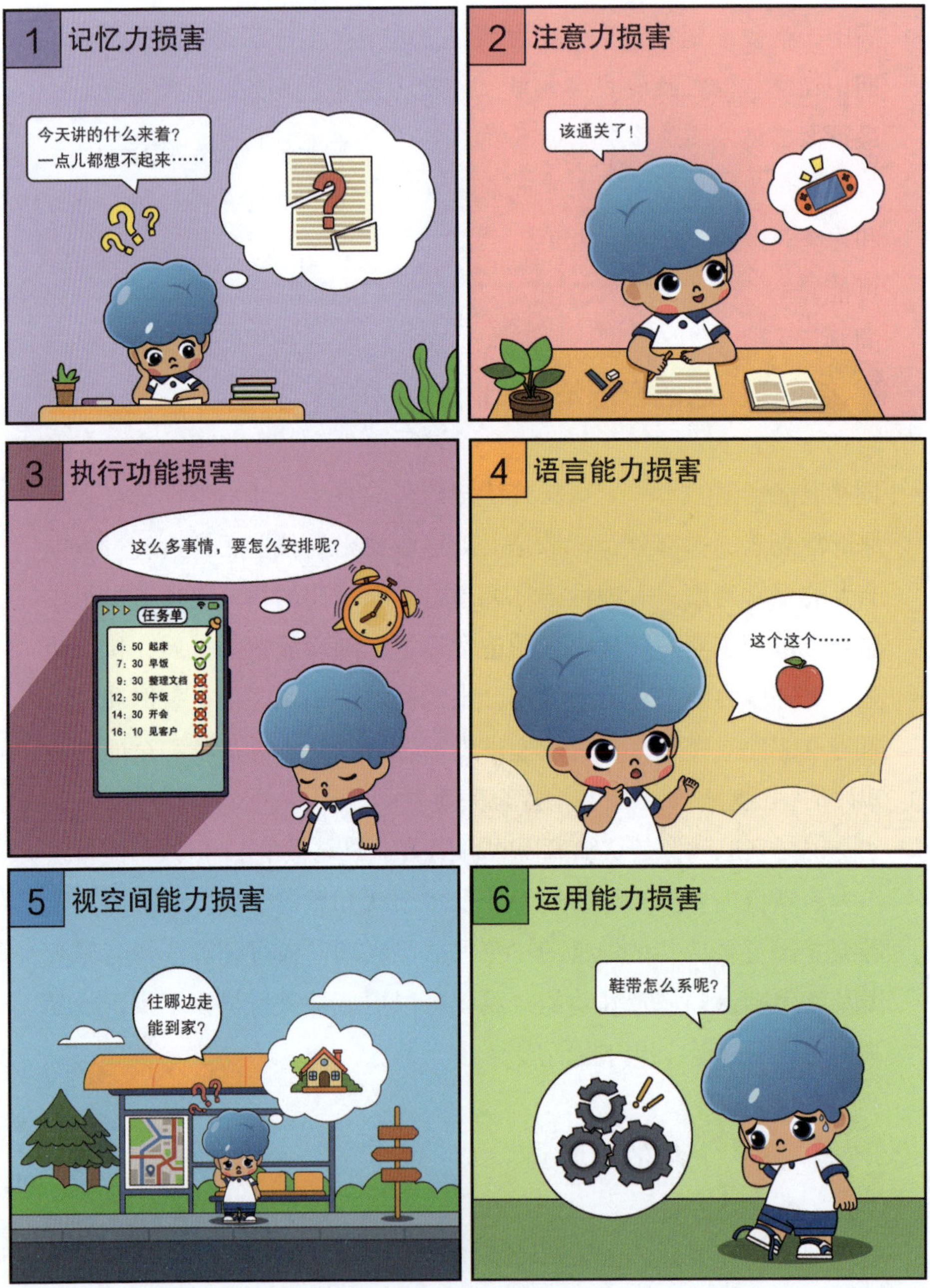
1 记忆力损害
今天讲的什么来着？
一点儿都想不起来……
2 注意力损害
该通关了！
3 执行功能损害
这么多事情，要怎么安排呢？
任务单
6:50 起床
7:30 早饭
9:30 整理文档
12:30 午饭
14:30 开会
16:10 见客户
4 语言能力损害
这个这个……
5 视空间能力损害
往哪边走
能到家？
6 运用能力损害
鞋带怎么系呢？

图 1-1-1 认知域损害的表现

（一）记忆能力

记忆是最容易出现问题的认知功能之一，尤其在神经退行性疾病中，记忆衰退往往是最早出现的表现。记忆的衰退通常表现在短期记忆受损、长期记忆受损和工作记忆受损。例如，你可能会忘记最近发生的事儿，就像刚才做的决定，或者刚才说过的话，一下子就想不起来了，这就是短期记忆受损。随着病情越来越严重，那些和家人一起度过的美好时光，甚至自己过去经历的重大事件，都可能忘得一干二净。就好比家中那本老相册，曾经满是家人欢聚的画面，如今却像被岁月的橡皮擦轻轻擦过，一家人围坐吃年夜饭，儿孙们热热闹闹给长辈拜年的场景，全没了踪影，只留下一片空白。自己工作多年后光荣退休的场景，领导亲自颁发荣誉证书，同事们鼓掌祝贺，如今却像一场消散在风中的梦，再也回想不起来，这就是长期记忆受损。工作记忆就好比你大脑里的一个小工作台，你在做事情的时候，得把要用的信息临时放在这个工作台上。例如，你刚接到一个电话，结果转头就忘了电话里说了啥，或者去购物的时候，拿着清单却还是忘了要买啥，这就是工作记忆出了问题。

（二）计算能力

计算力可以理解为大脑处理数字、解决数学问题以及进行逻辑推理的“工具箱”。它不仅仅是简单的加减乘除，更是日常生活中规划、决策甚至玩游戏时都需要用到的一种“思维超能力”。计算力下降可能是大脑健康的“警示灯”。例如，日常生活中对价格折扣、比例换算等需要快速心算的场景反应迟钝，分不清“满 200 减 50”和“75 折”哪个更优惠。规划旅行预算时，无法同步计算交通、住宿、餐饮等多项开支的叠加总和。购物时算不清应付金额或找零等情况都提示出现了计算力的问题。

（三）执行功能

执行功能涉及计划、决策、问题解决和自我控制等复杂的认知活动。当执行功能受损时，日常生活中会出现诸多困扰。常见表现包括计划和组织能力下降、解决问题时缺乏灵活性，难以控制冲动或应对压力，可能会忘记完成任务的步骤或顺序，无法合理安排时间。例如，你可能会把好几个活动都安排在同一时间，结果重要的会议都错过了，这就是计划和组织能力下降的表现。有时候明明一种解决办法已经不管用了，你却还是一直用，不会根据情况调整，这就是缺乏灵活性。就像开车，前面路堵死了，你还非要一直往前冲，不知道换条路走。情绪和冲动控制能力下降，就可能会突然做出一些让人意外的行为，例如在不恰当的时候打断别人讲话，或者一紧张就做出不理智的决定。

（四）语言功能

语言功能受损，一般就是表达的时候有困难，理解别人说话也不太容易。你可能会忘记常用的词汇，跟人交流的时候，话都说不连贯。常见的情况就是词汇量少，表达语句也费劲。例如，在聊天的时候，老是突然卡住，不知道该用什么词，或者用错词。就好像你想形容天空的颜色，却怎么也想不起“蓝色”这个词，只能用其他不太准确的词代替。在语法和句子结构上，也会乱七八糟，说出来的话别人都听不懂。

（五）注意力和定向力

注意力和定向力是维持认知健康的基础。随着认知障碍的加重，你可能会在定向力方面出现问题，分不清时间和地点，在自己特别熟悉的地方都会迷路，也记不住今天是几号，甚至都不知道自己在哪儿。注意力不集中，做事情的时候很难专心，周围有点风吹草动就被吸引过去了。就像你在看书，旁边有人走动或者有点声音，你的注意力就全跑了。

（六）空间感知能力

空间感知就是能感觉到物体的形状、位置还有它们之间的空间关系。随着认知障碍加重，空间感知能力也会受影响。表现为很难判断物体的位置和距离，在熟悉的环境里也找不到路。例如，没办法准确判断两个物体离得有多远，走路的时候都觉得晕头转向的。即使是在家里，从这个房间走到那个房间，都可能会迷路，就好像在一个迷宫里一样。

02 几种常见的认知障碍疾病

当大脑认知区域的晴空浮现病理性的阴霾，我们便不得不直面一个更深远的命题：那些超越正常衰老的认知功能衰退，究竟是哪些疾病在大脑中镌刻下独特的印记？同是以记忆力下降入院的两位72岁男性患者，一位逐渐失去语言能力但保留日常生活能力，另一位情绪暴躁，行为异常但计算精准如初。这两种不同的表现，正是不同病因在大脑认知功能区域的独特表演。

一、阿尔茨海默病：大脑的“橡皮擦”

阿尔茨海默病是最常见的认知障碍疾病，它就像大脑里的“橡皮擦”，悄无声息地擦去一个人的记忆等认知功能。这种疾病的进展通常是缓慢的，早期症状包括记忆减退，尤其是短期记忆的丧失。患者可能会忘记刚刚发生的事情，例如刚吃过饭却问“我们吃什么？”或者反复问同一个问题。随着病情的发展，患者的思维能力也会逐渐“掉线”，语言表达变得困难，磕磕绊绊，例如会用“那个圆圆的带指针的东西”指代手表。甚至在自家客厅可能迷路，无法找到卫生间。最后，无法完成简单的日常活动，例如穿衣、洗漱等。情绪上，患者可能会变得焦虑、抑郁甚至无端多疑，从原本贤惠的主妇突然疑心配偶出轨。到了晚期，患者几乎完全失去自理能力，甚至不认识自己的家人。

阿尔茨海默病的淀粉样蛋白级联假说认为，其发病起始于大脑中β-淀粉样蛋白的异常堆积，这些β-淀粉样蛋白就像一群调皮捣蛋的“小坏蛋”，聚在一起形成斑块，接着引发 Tau 蛋白“叛乱”，缠结神经炎症，最终导致神经细胞像一个个失去生机的“小士兵”，纷纷死亡，认知功能也随之不断下降。这一过程就如同多米诺骨牌一样，一个环节触发下一个环节，形成可怕的连锁反应。

二、血管性认知障碍：大脑的“交通堵塞”

血管性认知障碍是由脑血管疾病引起的认知功能障碍。你可以想象一下，城市早高峰时，所有主干道同时堵车的混乱场面，这就是血管性认知障碍患者大脑的日常写照。当脑血管系统出现“交通事故”时，导致神经细胞像缺水少粮的“小居民”，因缺氧和营养不足而“罢工”，进而影响认知功能。

血管性认知障碍的症状就像给大脑套上了三层沉重的“枷锁”：认知、运动和情绪枷锁。认知方面，患者仿佛变成了只有短暂记忆的金鱼，记忆力严重衰退，注意力也难以集中，思维变得迟缓，就像陷入了泥沼，怎么也快不起来。运动上，患者的平衡感仿佛被偷偷拿走了，走路摇摇晃晃，频繁摔倒，仿佛脚下的地面总是高低不平。情绪上，患者很容易陷入抑郁或焦虑状态，仿佛被一片乌云笼罩，怎么也走不出来。

这种疾病的主要“罪魁祸首”是脑血管疾病，例如脑梗死、脑出血、脑小血管病变相关的脑白质病变，以及引发脑血管病的危险因素，如高血压、糖尿病等控制不佳。这些“破坏分子”会引发不同类型的脑血管事件，从脑梗死的“突然断电”，到脑出血的“管道爆裂”，甚至慢性脑白质病变的“缓慢侵蚀”。血管性认知障碍的起病方式多种多样，有的像脑梗死后认知功能“断崖式下跌”一样急骤，有的则像老年人逐渐出现“金鱼式记忆”那般隐匿起病、缓慢进展。血管性认知障碍的症状与阿尔茨海默病有所不同，通常呈现突发性。患者在某一次卒中或脑血管事件后，认知功能会突然下降，并且症状会随着不同脑区的损伤而有所变化。

三、额颞叶变性：大脑的“社交破坏者”

额颞叶变性是一种相对少见的认知障碍疾病，通常发生在40~65岁之间的患者群体中，主要影响大脑的前额叶和颞叶。这些区域与行为控制、语言和社交功能密切相关，就像一个紧密协作的“小团队”。因此早期症状通常与行为和个性改变相关，而非记忆力问题。例如，患者可能表现为冲动、无礼、缺乏同情心，甚至做出不符合社会规范的行为。额颞叶痴呆的患者常常不自觉地失去对他人情感的共鸣。例如，额颞叶痴呆患者可能在亲人的葬礼上表现得冷漠，完全不理解场合的严肃性。

额颞叶变性的病理改变主要源于Tau蛋白和TDP-43蛋白等的“叛乱”。这些蛋白就像一群背叛的“小士兵”，在大脑里异常堆积，把大脑原本正常的结构和功能搅得一团糟，进而引发行为改变、语言障碍等认知功能衰退的种种表现。患者可能会从原本热情开朗的“社交达人”，瞬间变成孤僻冷漠的“社交绝缘体”，对家人和朋友都失去了兴趣。有些患者还会出现冲动行为，甚至变得攻击性十足，仿佛突然失去了情绪的“刹车”。更有甚者，道德底线仿佛瞬间崩塌，出现当众脱衣、偷窃等令人大跌眼镜的行为，就像大脑里的“行为控制系统”出现了严重的“系统漏洞”。在语言能力方面，也可能遭遇麻烦，出现说话困难或者语言理解障碍，仿佛和语言这座“桥梁”断了联系。

四、路易体痴呆：大脑的“幻觉制造者”

路易体痴呆是一种以波动性认知功能障碍、帕金森综合征和形象生动的视幻觉三大主要特征为临床特点的认知障碍疾病。在路易体痴呆患者的大脑中，α-突触核蛋白就像一群调皮捣蛋的“小怪物”，异常堆积，形成“路易体”，类似于阿尔茨海默病中β-淀粉样蛋白的积聚。这些“路易体”在大脑里肆意捣乱，干扰神经细胞的正常功能，从而引发各种稀奇古怪的异常表现。与阿尔茨海默病不同，路易体痴呆的患者早期就可能表现出明显的运动问题和精神症状。

认知功能的波动是路易体痴呆的典型标志之一。患者的认知能力就像坐过山车一样，在短时间内会出现大幅变化，时好时坏。可能这会儿还表现得头脑清醒，像个正常的“小机灵鬼”，下一刻就变得极度混乱、困惑，仿佛迷失在了茫茫大雾之中。

运动症状是路易体痴呆患者另一典型表现。患者肢体像生锈的机器人一样，震颤不止，动作迟缓得让人着急。转身这么简单的动作，都得像分解动作一样，分成好几个步骤才能完成。甚至连最简单的扣纽扣，系鞋带也都变得困难重重。就如同被按下了慢放键，患者走路时手臂摆动减少，步伐细碎；坐下后起身需要挣扎半天；手部会出现“搓丸样”震颤，就像在手中反复揉捏一颗药丸。

患者常出现生动的视幻觉，清晰地看到一些根本不存在的人或物体，可能看到墙上爬着不可见的虫子，甚至还会和根本不存在的“透明人”持续对话，让人感觉十分诡异。这些幻觉往往逼真得让人真假难辨，患者仿佛置身于一个虚幻与现实交织的“奇异世界”。

自主神经功能障碍也是路易体痴呆的常见“小跟班”，包括像坐过山车般的血压波动如体位性低血压、心率异常、便秘、排尿困难和出汗异常等。

五、快速进展性痴呆：大脑的“闪电战”

快速进展性痴呆，是一组如同“短跑冠军”般进展迅猛的认知障碍疾病。和慢悠悠“踱步”的阿尔茨海默病不同，它像是让患者的认知功能坐上了急速下降的“滑梯”，在极短时间内，认知功能便如决堤的洪水，一泻千里。通常在短短数天、数月，至多几年内，患者就会从原本相对正常的认知状态，迅速坠入认知功能严重受损的深渊，堪称认知功能的“自由落体”。

那么，究竟是什么在背后“捣鬼”，引发如此可怕的病症呢？其病因繁杂多样，涉及多种疾病。例如朊病毒，这种堪称“大脑杀手”的特殊病原体，会像凶狠的侵略者一般，疯狂攻击大脑，引发克-雅病。一旦朊病毒在大脑中“安营扎寨”，便会大肆破坏神经细胞，让大脑的正常结构和功能陷入混乱，认知功能也随之“土崩瓦解”。

免疫系统本应是人体健康的忠诚“卫士”，可在某些情况下，它却会“叛变”，引发自身免疫性脑炎。此时，免疫系统就像误判敌情的部队，对着大脑这个“自家阵地”发起攻击，导致大脑炎症肆虐，认知功能也在这“自相残杀”中遭受重创。

脑肿瘤如同在大脑中野蛮生长的“毒瘤”，它不断挤压周围正常的脑组织，抢夺营养，干扰大脑的正常运作，使得认知功能一步步走向衰退。

甲状腺功能障碍也不容小觑，甲状腺就像身体的“能量调节师”，一旦它的功能出现紊乱，就如同给大脑的“能量供应系统”来了个急刹车，影响大脑正常运转，进而导致认知功能下降。

酒精中毒则像是大脑的“慢性毒药”，长期酗酒会让大脑神经细胞在酒精的“浸泡”下逐渐受损，认知功能也会像被腐蚀的机器零件，慢慢失去原有的功能。

营养障碍也是一大“元凶”，大脑如同精密运转的超级计算机，需要充足且均衡的营养来维持正常运作，一旦营养供应不足或失衡，就像给计算机断了电，认知功能自然会受到严重影响。

这些形形色色的疾病，就像一群隐藏在暗处的“黑手”，悄然对大脑发起攻击，造成大脑的快速损伤，最终让认知功能在短时间内严重衰退，给患者及其家庭带来沉重的打击。

六、混合型痴呆

混合性痴呆是指患者同时患有两种或更多类型的痴呆，最常见的组合是阿尔茨海默病与血管性痴呆。混合性痴呆的症状更加复杂，患者可能既有阿尔茨海默病的渐进性记忆丧失，也有血管性痴呆的突发性认知下降。举个例子，一个阿尔茨海默病的患者，在经历了几次卒中后，可能会突然出现更严重的记忆丧失或语言障碍。这种混合性症状使得混合性痴呆的治疗和管理更加复杂。

03 认知障碍典型表现

大脑是人体的“超级指挥中心”，它像一位全能的“总导演”，精心管理着我们的记忆、思维、情绪和行为。然而，当认知障碍悄然来袭时，这个精密的“指挥中心”就会出现故障，各种奇怪的现象接踵而至。

一、记忆的“小偷”：认知障碍的“招牌动作”

说到认知障碍，很多人首先想到的就是“记不住事儿”。没错，记忆减退是认知障碍最典型的症状之一，尤其是近期记忆力，就好像是大脑里有个“小偷”，专门偷走最近的记忆。

在疾病的早期阶段，虽然记不住新事情，但对很久以前的事情却记得很清楚。例如，一位老年人可能不记得昨天发生的事，却能详细回忆起年轻时的故事。这就好像大脑的记忆仓库被打乱了，新的记忆被“挤”了出来，而旧的记忆却还“顽固”地留在那里。

二、情绪的“过山车”：认知障碍的“情绪魔法”

认知障碍不仅会偷走记忆，还会给情绪按下“随机键”。患者可能会突然变得焦虑、抑郁，或者无缘无故地生气。例如，一位平时和蔼可亲的老年人，可能会突然对家人发脾气，或者因为一点小事而感到极度不安。这就好像是大脑的情绪开关短路了，自己也控制不住。

有些患者还会出现“人格改变”，变得孤僻、多疑，甚至对周围的人和事充满不信任。例如，一位平时开朗的老年人，可能会突然变得不愿意出门，对家人和朋友也变得冷淡。这就好像大脑的“社交雷达”出了故障，无法像以前一样与人正常交流。

三、思维的“混乱指挥家”：认知障碍的“逻辑失控”

在认知障碍的影响下，大脑的思维活动仿佛被一位“混乱指挥家”接管，原本有序的逻辑思维变得失控。患者在思考问题时，反应变得迟缓，就像齿轮生锈的机器，难以迅速运转。他们常常难以集中注意力，稍有干扰就会偏离主题，思维的连贯性被打破。例如，当被问及“今天天气如何”时，患者可能会突然谈起完全无关的话题，例如“我小时候住过的房子”，仿佛大脑中的信息被随机打乱，无法按正常的逻辑顺序输出。

除了对话中的混乱，患者的判断力也受到严重影响。在理财、购物或做决策时，他们可能显得犹豫不决，甚至做出不合理的选择。这种逻辑失控并非患者故意为之，而是认知障碍导致大脑的“指挥系统”出现了故障。

四、行为的“怪异舞蹈”：认知障碍的“行为变奏曲”

认知障碍还会让患者的行为变得“怪怪的”。有些患者会出现“徘徊行为”，在房间里或户外不停地走来走去，好像在寻找什么。例如，一位老年人可能会在房间里来回踱步，或者在小区里走来走去，找不到回家的路。

有些患者还会出现“收藏行为”，把一些奇怪的东西藏起来，或者把垃圾当成宝贝。例如，一位老年人可能会把用过的纸巾、塑料袋等藏在柜子里，甚至把垃圾捡回家。这就好像大脑的行为“指挥棒”出了问题，患者的行为变得不再受控制。

五、语言的“迷宫”：认知障碍的“语言问题”

认知障碍还会让患者的语言能力出现问题。有些患者可能会在说话时找不到合适的词汇，或者重复说同样的话。例如，一位老年人可能会突然停在半句话上，因为找不到合适的词来表达自己的意思。这就好像大脑的语言仓库被“封锁”了，患者想说的话卡在了喉咙里。

有些患者还会出现“理解障碍”，听不懂别人的话，或者无法理解复杂的指令。例如，当家人说“请你把杯子拿过来”时，患者可能会一脸茫然，不知道该怎么做。这就好像大脑的语言“翻译机”出了故障，患者无法理解外界的信息。

六、空间的“迷失”：认知障碍的“导航故障”

认知障碍还会让患者的空间感变得混乱。有些患者会在熟悉的环境中迷路，例如在自己生活了几十年的小区里找不到回家的路。这就好像大脑的“导航系统”出了问题，患者无法准确判断方向和位置。

认知障碍的临床表现因人而异，且随着疾病的进展而逐渐加重。早期识别这些症状并寻求专业帮助是改善患者生活质量的关键。如果您或您身边的人出现上述症状，建议及时就医，进行专业的认知功能评估。

04 认知障碍并非老年人的"专利"：一场全年龄段的"大脑保卫战"

一提到认知障碍，很多人的脑海里就会像放电影一样，浮现出这样一幅画面：一位白发苍苍的老年人，脚步蹒跚，眼神中满是迷茫，嘴里还不停地嘟囔着："我这是在哪儿呀？"确实，认知障碍在老年人中最为常见，可大家也许不知道，它根本不挑年龄，从朝气蓬勃的青少年，到年富力强的中年人，再到步入暮年的老年人，都有可能被它"盯上"，冷不丁地"闯进门来"。

一、老年人：认知障碍的"传统领地"

老年人这片领域，堪称认知障碍的"传统根据地"，尤其是 65 岁及以上的人群，更是深受其扰。据统计，在全球 65 岁以上的老年人里，认知障碍的患病率大概在 5%~8%。在老年人中，最常见的两种认知障碍疾病，当属阿尔茨海默病和血管性认知障碍。阿尔茨海默病简直就是老年人的"头号劲敌"，在所有痴呆患者里，它占了 60%~70%。它的发病过程就像蜗牛爬行，慢悠悠的。一开始，可能只是记忆力被偷走了一点，渐渐减退。但随着时间的推进，就像被施了遗忘咒，语言能力慢慢消失，生活自理能力也没了，甚至连天天相伴的家人都认不出来，完全迷失在记忆的迷宫里。

血管性认知障碍，是仅次于阿尔茨海默病的第二大认知障碍，在老年人中也相当普遍，特别是患有高血压、糖尿病等慢性疾病的老年人，他们的血管就像年久失修的水管，很容易出问题，进而导致认知障碍。

二、中年人：认知障碍的“新战场”

近些年来，认知障碍在中年人群里的发病率，就像悄悄升起的警报，逐渐引起了大家的关注。中年人，作为家庭和工作的“顶梁柱”，就像被架在两座大山之间，承受着巨大的压力。工作上的高强度，缺乏运动、天天吃着像“垃圾炸弹”一样的高脂饮食等生活方式的改变，再加上高血压、糖尿病这些“健康刺客”等慢性疾病因素，都如同给大脑这台精密的机器，不断增加负担，加速它的“磨损”，导致认知功能衰退。虽然阿尔茨海默病大多出现在老年人身上，但也有少数“不走寻常路”的人在40~50岁就发病了。早发性阿尔茨海默病，就像一辆失控的赛车，往往进展得更快，症状也更严重，而且常常出现在有家族病史的人群中，仿佛家族基因里被埋下了一颗“定时炸弹”。

中年人每天都在忙碌中奔波，长期高强度工作，睡眠不足，又缺乏运动，这对大脑来说，就像让一个疲惫的战士一直打仗，怎么能受得了呢？例如，你发现自己最近老是丢三落四，工作效率也大不如前，就像电脑运行速度变慢了一样，这其实可能就是大脑发出的信号，暗示你的认知功能开始走下坡路了。慢性疾病，像高血压、糖尿病、高血脂这些，在中年人里也很常见。它们就像潜伏在身体里的“破坏团伙”，影响大脑的血液供应。大脑里的神经细胞就像嗷嗷待哺的婴儿，缺血就没法好好工作，逐渐受损，从而加速认知功能的衰退。例如，血压控制不好，就像水管里的水压忽高忽低，大脑里的“记忆小助手”和“专注小精灵”都被吓跑了，容易出现记忆力减退、注意力不集中的问题。中年人不仅要应对工作的压力，还要挑起家庭的重担，再加上慢性疾病的侵袭，这些因素就像一把把“小刀”，一点点地损害着大脑。所以，他们也很可能成为认知障碍的“新目标”。

代谢性疾病，如糖尿病、高血压、高血脂等，对于中年人这个团体也应受到关注。这些代谢性疾病可不仅仅是在心血管系统里“捣乱”，它们还像一群调皮的小怪兽，跑到大脑里，影响大脑功能，引发认知障碍，让大脑这个“指挥中心”变得混乱。

心理压力，如长期的工作压力和焦虑情绪，就像笼罩在大脑上空的乌云，会导致注意力像被风吹散的沙子，难以集中，记忆力也像褪色的照片，逐渐模糊。中年人在长期的工作与生活中的压力逐渐增加，但他们是家庭、单位、公司的中流砥柱，有时不太会向外界释放自己的压力和负性情绪，而是存留在心底，使大脑中的乌云越积越多，挥之不去，让认知障碍这个“小恶魔”乘机潜入。甚至可能诱发抑郁障碍，“小恶魔”更加猖獗。

中年人的认知障碍常常被忽视，因为他们总是把这些症状归结为“太累了”或者“年纪大了”。然而，早期发现和干预就像给大脑吃了一颗“救命药丸”，对于延缓病情发展至关重要。

三、年轻人：认知障碍的“隐藏受害者”

年轻人，通常被认为是精力充沛、头脑灵活的代名词，就像早上八九点钟的太阳，充满活力。可谁能想到，他们也可能被认知障碍这个“隐藏的杀手”悄悄盯上。可能导致年轻人认知障碍的原因包括：

交通事故、运动损伤等导致的脑外伤，就像飞来的“横祸”，可能导致脑部损伤，进而引发认知障碍。例如，职业运动员在赛场上，可能因为反复头部撞击，就像脑袋被不停地敲，患上慢性创伤性脑病，出现记忆力减退、情绪像坐过山车一样波动等症状。

脑炎、脑膜炎等感染性疾病，就像一群入侵大脑的“小病毒军队”，会直接对大脑发起攻击，让大脑这个“城堡”受损，导致认知功能下降。

多发性硬化症、系统性红斑狼疮等自身免疫性疾病，就像身体里的免疫系统“叛变”了，开始攻击自己的大脑，导致大脑功能失调，出现注意力不集中、记忆力下降、精神症状等问题，让年轻人的生活变得一团糟。

长期滥用药物或酒精，就像往大脑里倒“毒药”，会对大脑造成不可逆的损害，引发认知障碍，让大脑这个“精密仪器”彻底失灵。

抑郁症、焦虑症等心理疾病，就像心灵的“雾霾”，会导致注意力像被迷雾笼罩，难以聚焦，记忆力也像被抹去了一样，逐渐减退，甚至出现“假性痴呆”的情况。

年轻人的认知障碍往往容易被低估，因为大家总觉得他们“太年轻”，根本不会得这种病。然而，忽视早期症状就像放走了危险的“小怪兽”，可能导致病情恶化，甚至影响他们的一生。

四、儿童与青少年：认知障碍的“特殊群体”

儿童和青少年的大脑，就像正在建造的超级大厦，还在不断发育中。所以，他们的认知障碍表现，可能和成人不太一样。下面是一些常见的儿童认知障碍的原因：

阅读障碍、计算障碍等学习障碍，就像给孩子学习的道路上设置了一个个“路障”，会影响他们的学习能力，出现阅读、计算等认知功能障碍，让他们在学校的表现大打折扣，就像跑步时被绊住了脚，怎么也跑不快。

注意力缺陷多动障碍的孩子，就像一群停不下来的“小猴子”，表现为注意力不集中、多动和冲动，存在注意力、执行功能等认知功能下降。这不仅影响他们在课堂上的学习，还让他们在和小伙伴玩耍时，也很难融入，社交能力受到影响。

孤独症谱系障碍的孩子，他们生活在自己的小世界里，在语言、社交和行为方面存在障碍，就像和外界之间隔着一层厚厚的玻璃，难以和别人正常交流，存在社交认知、执行功能等认知功能下降，影响他们的日常生活。

脑外伤、脑炎等疾病，就像暴风雨袭击了正在建造的大脑大厦，可能影响儿童的大脑发育，导致认知功能下降，让他们的成长之路变得坎坷。

儿童和青少年的认知障碍，就像乌云笼罩在他们成长的天空，需要早期干预，否则可能影响他们的学业、社交和心理健康，就像小树长歪了，很难再扶正。

认知障碍的发生像是大脑发出的“紧急警报”，但并非贴在某个年龄段身上的“年龄标签”，也绝不是老年人的“专属专利”，它就像一个无处不在的“隐形敌人”，可能影响任何年龄段的人群。不管是老年人、中年人、年轻人，还是儿童，我们都应该像守护宝藏一样，关注大脑健康，时刻警惕认知障碍的早期信号。通过健康的生活方式、早期筛查和科学治疗，我们就像给大脑披上了一层“保护铠甲”，帮助它走出“迷雾”，重新找回清晰的方向，让我们的生活充满阳光。

05 阿尔茨海默病：从陌生病症到全球焦点的发现历程

加西亚·马尔克斯凭借《百年孤独》闻名遐迩，并于1982年斩获诺贝尔文学奖。令人惋惜的是，晚年的他患上阿尔茨海默病，无法再投入创作。随着病情恶化，马尔克斯常常忘记早餐吃了什么，记不起自己倾注多年心血创作的作品，甚至连挚友都无法辨认。正如他在《百年孤独》中描绘的场景，他在疾病的侵袭下，渐渐遗忘整个世界，陷入一种永恒的孤独。

实际上，阿尔茨海默病被定义已有100多年。1901年，德国法兰克福的一所医院里，收治了一位名叫奥古斯特·蒂的51岁女性患者。她饱受严重记忆丧失与行为异常的折磨，甚至连自己的名字都无法记起，还常常出现幻觉和妄想症状。主治医生阿洛伊斯·阿尔茨海默凭借专业的敏锐度，察觉到这并非普通的精神疾病。奥古斯特去世后，阿洛伊斯·阿尔茨海默对其大脑进行解剖，发现了神经纤维缠结和老年斑这两种独特的病变。1906年，在学术会议上，阿洛伊斯·阿尔茨海默正式报告了这一病例，阿尔茨海默病由此进入了医学研究的视野。

此后很长一段时间，阿尔茨海默病都被视作罕见的早发性痴呆症，仅在专业医学领域有所讨论。1968年，研究人员通过系统的统计分析发现，阿尔茨海默病并非仅局限于早发群体，它同样是导致老年人认知衰退的主要原因。这一发现彻底扭转了学界的固有认知，让阿尔茨海默病逐渐走进大众的视野。

随着全球老龄化社会的到来，阿尔茨海默病患者数量呈爆发式增长。20 世纪 80 年代，美国国立卫生研究院率先设立专项研究项目，极大地推动了阿尔茨海默病基础与临床研究的发展。各大制药公司也纷纷加大研发投入，多种治疗药物相继问世。与此同时，公众对阿尔茨海默病的关注度持续攀升，媒体的广泛报道、国际阿尔茨海默病协会等公益组织的成立，进一步提升了社会对这一疾病的重视程度。

如今，阿尔茨海默病已成为全球公共卫生领域的重大挑战。据国际阿尔茨海默病协会统计，全球约有 5 000 万阿尔茨海默病患者，且这一数字以每 3 秒新增 1 例的速度快速增长，照这样下去，到 2050 年，全球阿尔茨海默病患者的人数将达到 1.52 亿。我国同样面临严峻挑战，据《中国阿尔茨海默病报告》，2021 年我国现存的阿尔茨海默病及其他痴呆患者数为 1 699 万例，其患病率、死亡率均高于全球平均水平。我国阿尔茨海默病患者数量众多，且患病率随年龄增长显著上升。在 65 岁以上人群中，患病率约为 6%~8%；而在 85 岁以上人群中，患病率更是高达 30%~50%。在年龄层面，40 岁及以上人群中，患病率、发病率和死亡率均呈现随着年龄增加不断上升的趋势，发病率在 70~74 岁年龄组快速上升，患病率、死亡率在 80 岁及以上年龄组中达到最高。

阿尔茨海默病不仅给患者带来极大痛苦，也给家庭和社会造成沉重负担。据估算，全球每年用于阿尔茨海默病的治疗和护理费用高达万亿美元，且这一数字仍在持续增长。更令人担忧的是，由于人口老龄化的加速，阿尔茨海默病患者数量预计在未来几十年将继续大幅增加。

为应对这一挑战，国际社会采取了一系列积极行动。在中国，国家卫生健康委等 15 个部门联合印发《应对老年期痴呆国家行动计划（2024—2030 年）》。该计划明确提出，到 2030 年要实现痴呆防控科学知识基本普及，老年人认知功能筛查全面开展，老年期痴呆风险人群得到早期干预等目标。计划涵盖宣传防控科普知识、开展筛查与早期干预、提升规范化诊疗服务水平、增加照护服务供给、构建友好社会环境以及强化科技支撑能力等多方面举措，全方位推进我国阿尔茨海默病及其他老年期痴呆的防控工作。奥地利鼓励基层社区把痴呆有关的知识和信息通过宣传教育活动向公众传播，促进形成理解、尊重和帮助患者的社会氛围。威尔士通过持续的公共教育活动和意识培训，让个人、社区、企业及公共当局更好地了解痴呆。美国、澳大利亚、捷克等都积极倡导将“对痴呆友善计划”向全世界推广。

从最初的病例发现，到如今的全球关注，阿尔茨海默病的研究依然任重道远。但每一次探索，都让我们距离攻克这一难题更近一步，为认知健康带来新的希望。

06 阿尔茨海默病的复杂“迷宫”：为何至今未解？

阿尔茨海默病的病因，就像一座隐藏在重重迷雾之中的神秘城堡，到现在都没有被人们完全揭开它的面纱。这背后的原因，可不单单是因为疾病本身如同一个错综复杂的“迷宫”，还在于相关研究面临着如同攀登陡峭悬崖般的巨大挑战。20 世纪初，阿尔茨海默博士像探险家一样，首次描述了这种神秘疾病，科学家们在探索病因的道路上，经历了无数次如同坐过山车般的复杂体验。

例如，在 20 世纪 80 年代，科学家们如同发现了新大陆一般，找到了 β-淀粉样蛋白在阿尔茨海默病里的核心地位，还提出了“斑块假说”，就好像为解开谜团找到了一把关键钥匙。然而，这把“钥匙”却没能完全打开病因的大门，甚至有些研究表明，斑块的堆积也许只是这场疾病大戏的“结局”，而非拉开序幕的“起始音符”。随着科技的飞速进步，研究者们又像一群好奇的寻宝人，逐渐将目光投向 Tau 蛋白、神经炎症等全新的“宝藏区域”。即便如此，科学家们依旧面临着一个如同“拦路虎”般的重要问题：阿尔茨海默病的最终病因，究竟是由遗传和环境因素两个“幕后黑手”一起捣鬼导致的？还是大脑自身暗藏的一些“退化程序”，如同定时炸弹一般，最终引爆了病情的发展？

虽说病因还没有完全水落石出，但在过去的几十年里，科学家们在探索阿尔茨海默病的征程中，还是取得了一些如同闪耀星星般的突破性进展。近些年来，科学家们借助小鼠模型和人类遗传学研究这两大“秘密武器”，发现了许多与阿尔茨海默病相关的新基因和生物标志物，这些发现就像在黑暗中点亮了一盏盏明灯，为早期诊断和精准治疗开辟了全新的方向。最近的研究还发现，一些“神经保护因子”，就像是大脑里的“守护天使”，在一定程度上能够帮助减缓大脑衰老的脚步。科学家们此刻就像一群智慧的工匠，正在琢磨如何让这些“守护天使”变得更强大，从而打造出全新的治疗方案。另外，免疫疗法也被看作是未来可能实现突破的“秘密通道”，通过激活免疫系统，让它像英勇的战士一样，去清除β-淀粉样蛋白斑块，从理论上来说，这能够减缓阿尔茨海默病的发展进程。

近年来，科学家们还发现，阿尔茨海默病与代谢紊乱之间，似乎存在着一种神秘的“牵线搭桥”关系。大脑里代谢活动的异常，有可能就是导致阿尔茨海默病的重要导火索之一。具体来讲，阿尔茨海默病的大脑，就像一座陷入能源危机的城市，代谢能量供应出现了严重问题，使得神经元这个城市里的“居民”，没办法获得足够的能量来维持正常运转，进而加速了神经退行性变化这一“衰败过程”。这种代谢与神经退行性疾病之间的关联，或许能为开发新的治疗方案提供灵感，就像找到了一把开启新治疗大门的隐藏钥匙。如果治疗能够针对大脑能量代谢，让脑细胞的代谢功能重新恢复活力，就有可能帮助延缓病情的发展，甚至为临床治疗带来新的曙光。

当前，阿尔茨海默病仍然是现代医学面临的重大挑战之一，尽管科学家们已经取得了一些进展，但病因、机制和治疗方法依然存在许多未知。随着技术的进步，特别是在基因编辑、神经成像和免疫疗法等领域的突破，阿尔茨海默病的治疗前景越来越广阔。虽然我们无法预知未来，但可以肯定的是，随着对大脑功能和疾病机制理解的深入，阿尔茨海默病的治疗将迎来新的曙光。

07 追溯阿尔茨海默病的神秘之“源”

科学家们在探索阿尔茨海默病发病机制方面投入了大量精力，做了数不清的研究，但阿尔茨海默病的病因依旧像笼罩在迷雾中，难以捉摸。接下来，就让本文带着大家踏上一段探秘之旅，深入到阿尔茨海默病的发病机制中，去追寻它那神秘的“源头”，搞清楚它究竟为何会缠上我们，又是怎样在我们的大脑中“兴风作浪”的。

一、β-淀粉样蛋白斑块：一切的开始?

在阿尔茨海默病的“神秘版图”里，β-淀粉样蛋白斑块的积累堪称最重要的“病理地标”之一。β-淀粉样蛋白原本是大脑里的“好帮手”，就像大脑神经细胞间传递信号的“快递员”，勤勤恳恳地促进着神经细胞之间的交流。

可谁能想到，这“快递员”有时候会“失控”。一旦它在大脑里大量堆积，就如同快递仓库爆仓，这些过量的β-淀粉样蛋白就会抱团形成斑块。想象一下，原本干净整洁、交通顺畅的神经细胞“高速公路”上，突然堆满了大大小小的“垃圾山”，这些“垃圾山”就是β-淀粉样蛋白斑块。它们不仅让神经细胞之间的信号传递变得磕磕绊绊，正常的“快递路线”被堵得水泄不通，还会像点燃的“小鞭炮”，引发局部的炎症反应。随着时间的推移，这些“垃圾山”还会越来越大，不断侵蚀周围的“地盘”。最终，导致神经细胞这座“小城堡”不堪重负，走向死亡。

（一）直接的神经毒性

β-淀粉样蛋白寡聚体和原纤维可以直接损伤神经元。想象一下，神经元是一棵棵大树，而β-淀粉样蛋白寡聚体和原纤维就像腐蚀性的酸雨，不断地侵蚀大树的枝叶和树干。这种侵蚀会导致神经元的功能失调，甚至死亡。具体来说，β-淀粉样蛋白寡聚体和原纤维可以破坏神经元的细胞膜，导致细胞内的电解质失衡，最终引发细胞凋亡。这就好比细胞的“城墙”被破坏，细胞内的“秩序”被打破，细胞无法正常工作，最终“死亡”。

（二）突触功能障碍

β-淀粉样蛋白寡聚体和原纤维还会干扰神经元之间的信号传递。神经元之间的连接点叫突触，正常情况下，信号通过突触从一个神经元传递到另一个神经元。然而，β-淀粉样蛋白寡聚体和原纤维可以附着在突触上，阻碍信号的传递。这就好比在两座岛屿之间搭建的桥梁被破坏了，车辆无法正常通行。当突触功能受损时，大脑的记忆和认知功能也会受到影响，导致患者逐渐失去记忆和认知能力。

（三）神经炎症

β-淀粉样蛋白寡聚体和原纤维可以激活大脑中的免疫细胞——小胶质细胞。小胶质细胞是大脑的“清洁工”，正常情况下它们会清除大脑中的垃圾和有害物质。但是，当β-淀粉样蛋白寡聚体和原纤维出现时，这些“清洁工”会被过度激活，释放出大量的炎症因子。这就好比你在打扫房间时，不小心把清洁剂洒在了地毯上，结果不仅没有清洁干净，反而把地毯烧坏了。小胶质细胞的过度激活不仅无法清除β-淀粉样蛋白，还会进一步损害神经元，形成恶性循环。

（四）氧化应激

β-淀粉样蛋白寡聚体和原纤维的聚集还会诱导氧化应激，产生大量的自由基。自由基是一种非常活泼的化学物质，它们会损伤细胞膜和DNA，就像铁锈会腐蚀金属一样。在大脑中，自由基会破坏神经元的细胞膜，导致细胞功能受损甚至死亡。这就好比你的汽车车身被锈蚀了，不仅外观难看，还会影响汽车的性能。

（五）淀粉样蛋白对Tau蛋白连锁反应

Tau蛋白是神经元中的一种重要蛋白质，它主要负责维持神经元内部的微管结构，帮助营养物质在神经元内部运输。然而，β-淀粉样蛋白寡聚体和原纤维的存在会引发Tau蛋白的过度磷酸化，使其从微管上脱落并聚集在一起，形成神经纤维缠结。这就好比一根根支撑大树的“支柱”被破坏了，大树的结构变得松散，最终倒塌。Tau蛋白的异常聚集会导致神经元的内部运输系统瘫痪，进一步加重神经元的损伤。

不少科学家都觉得，β-淀粉样蛋白斑块的形成，很可能是阿尔茨海默病这场“灾难”的导火索，是一切麻烦的开端。不过，科学的世界向来充满争议，也有一些学者持有不同观点，他们认为这些斑块的积累，或许只是阿尔茨海默病病情发展过程中顺带产生的“副产品”，就像做饭时不小心溢出的汤汁，并非直接导致疾病发生的“罪魁祸首”。

二、Tau蛋白：神经纤维缠结的另一面

在阿尔茨海默病的复杂“谜题”里，除了β-淀粉样蛋白斑块这个显眼的“麻烦制造者”，Tau蛋白的积累同样是关键的一环。Tau蛋白原本堪称大脑里的“超级建筑师”，它的主要职责是帮助神经元的微管系统稳固下来，就如同为神经细胞搭建起坚固的“内部脚手架”，全力保障神经细胞有条不紊地运作。

但在阿尔茨海默病的“捣乱”下，Tau蛋白这位“建筑师”却突然“疯魔”了。它会发生异常磷酸化，原本有序的状态瞬间大乱，

就像原本整整齐齐排列的积木被一股神秘力量搅乱，Tau 蛋白开始聚集在一起，形成乱糟糟缠结的模样，这些就是神经纤维缠结（图 1-7-1）。它们就像在神经元内部扎根的“捣蛋藤蔓”，一点点破坏神经元原本精巧的结构，让神经元的正常功能陷入混乱。

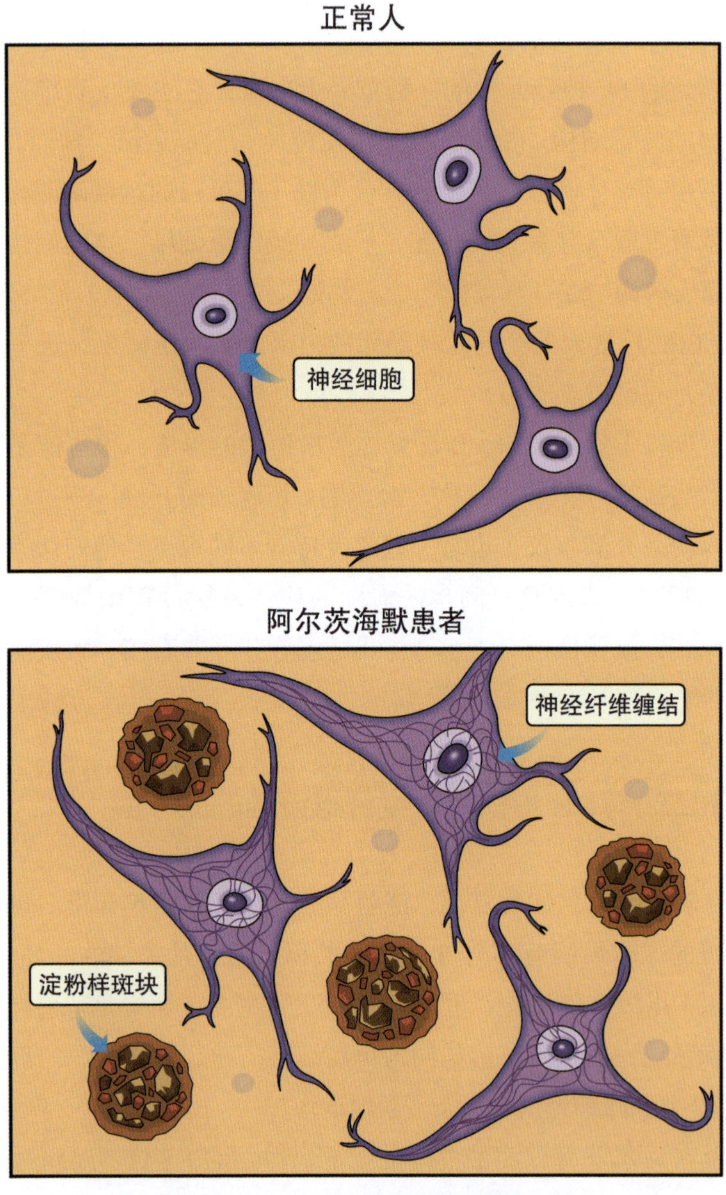

图 1-7-1　阿尔茨海默病的发病机制

不妨把Tau蛋白想象成是大脑中构建神经细胞稳定结构的“支架”，正常情况下，它稳稳地支撑着神经细胞，确保一切运转顺畅。可一旦阿尔茨海默病来袭，这些“支架”就像被施了恶咒，开始扭曲变形。随着时间一天天过去，这些扭曲的“捣蛋藤蔓”——神经纤维缠结，就像有生命的“侵略者”，不断向大脑的各个区域扩张，尤其是对与记忆和情感紧密相连的海马体和大脑皮质发起猛烈攻击。这就好比一座城市的核心区域遭受了严重破坏，直接导致认知功能这座“大厦”开始摇摇欲坠，进一步加剧了认知功能的丧失。

大量研究都清晰地表明，Tau蛋白的异常变化与阿尔茨海默病的症状简直就是“如影随形”。随着Tau蛋白在大脑里越积越多，大脑的记忆能力就像不断漏沙的沙漏，逐渐衰退；学习新知识的能力也仿佛被上了锁，变得迟钝；情绪调节能力更是像失控的开关，忽好忽坏，难以正常把控。

三、神经元死亡与脑萎缩：大脑的“空心化”

在阿尔茨海默病的“侵蚀旅程”中，β-淀粉样蛋白斑块和Tau蛋白缠结就像两个疯狂的“破坏分子”，在大脑里肆意妄为。随着它们不断堆积，大脑中的神经元就像被围攻的“小城堡”，逐渐招架不住，开始遭受损伤，最终走向死亡。

神经元死亡所带来的一个显著后果，便是大脑的“萎缩”现象。这就好比一座原本繁华热闹的城市，里面的建筑不断被拆除，导致城市的规模越来越小。大脑也是如此，尤其是那些与记忆、语言等关键功能紧密相关的区域，像海马体和大脑皮质，受到的影响最为严重。它们就像是城市里最核心的商业区和行政中心，一旦萎缩，整个大脑的“运转效率”就会大幅下降。

大脑萎缩的过程，就如同给认知能力蒙上了一层又一层的阴影。思维变得迟缓，记忆力如同断了线的风筝，越飞越远。随着病情的推进，认知能力持续下降，直至完全失去生活自理的能力。可以说，神经元的死亡和大脑萎缩，是阿尔茨海默病发展进程中一个极其醒目的“警示灯”。大脑功能逐渐丧失，就像一座失去了电力供应的城市，陷入一片黑暗。日常生活也因此变得处处依赖他人，曾经能轻松完成的基本生活活动，如今都成了难以跨越的“鸿沟”，彻底失去了独立生活的能力。

四、炎症反应：免疫系统的“反应过度”

近年来，科学家们在探索阿尔茨海默病的奥秘时发现，这场大脑的“灾难”可不只是β-淀粉样蛋白和Tau蛋白积累捣的鬼，免疫系统的异常反应也在其中“插了一脚”。在阿尔茨海默病的“捣乱”下，这些原本兢兢业业的“小卫士”——小胶质细胞，却突然“失控”了，出现炎症反应。它就像一把无情的“火焰刀”，不仅把神经细胞烧得“伤痕累累”，加剧了神经细胞的损伤，还可能在无形中充当了β-淀粉样蛋白斑块形成的“帮凶”，让这些“捣蛋斑块”更快地在大脑里“安营扎寨”。

面对这种情况，科学家们正在积极投身研究，琢磨着怎么才能调控免疫反应，从而减缓阿尔茨海默病的发展速度，为大家带来更多的希望。

五、遗传与环境的交织：多重因素的影响

尽管阿尔茨海默病的发病机制相当复杂，但遗传和环境因素的相互作用被认为在其中扮演了重要角色。从遗传学的角度来看，科学家们发现，有些基因变异就像藏在身体里的“定时炸弹”，悄无声息地增加了人们患上阿尔茨海默病的风险。在众多“危险基因”中，*APOE ε4* 基因堪称“大名鼎鼎”。携带这种基因型的人，就好比坐在了一辆更易驶向阿尔茨海默病“站台”的列车上，患病概率比普通人群要高出一大截。

不过，遗传这颗“骰子”并非决定一切。环境因素同样在这场疾病的“舞台”上扮演着关键角色。像不良的饮食习惯、缺乏运动以及长期承受压力等环境因素，就如同潜伏在身边的“健康刺客”，和阿尔茨海默病的发生紧密关联。举例来说，高血压、糖尿病和高胆固醇等慢性疾病，简直就是阿尔茨海默病的“忠实盟友”，是已知的风险因素。长期被这些慢性疾病“纠缠”，脑部的血流和代谢功能就像被堵住了“水管”、搅乱了“电路”，受到严重损害，进而加速了神经退行性变化这一“衰老进程”。

08 阿尔茨海默病的进展之路：一场记忆的“马拉松”

阿尔茨海默病并非突然失忆，而是大脑在数十年间逐步“褪色”的过程，它像一场漫长的“马拉松”，患者和家属需要在漫长的病程中不断应对各种挑战。今天，就让我们一起深入了解阿尔茨海默病的病程阶段（图 1-8-1），看看这场“马拉松”究竟有哪些关卡。

一、潜伏期：无声的“暗流涌动”

在阿尔茨海默病悄然萌芽的早期，大脑内部已然开始了一场悄无声息的“病变之旅”，只是患者和家属常常毫无察觉。这个阶段被称作“潜伏期”，就像是平静湖面下隐藏着的汹涌暗流。大脑中的β-淀粉样蛋白如同不受控制的“小石子”，开始异常堆积，神经细胞也在不知不觉中逐渐受损。然而，患者此时还没有明显的外在症状表现。

潜伏期通常极为漫长，可能长达 10~15 年之久。在这段时间里，患者可能只是偶尔隐隐约约感到记忆力不太对劲，例如总是找不到眼镜，或者刚说过的话转瞬就忘。又或者在熟悉得不能再熟悉的超市里，偶尔会莫名其妙地找错货架；在日常对话中，频繁用“那个，这个”来指代一时想不起来名字的物品。但这些小状况看似轻微，总体而言还不足以对日常生活造成实质性的干扰，就像平静生活中的小涟漪，很快就会恢复平静。

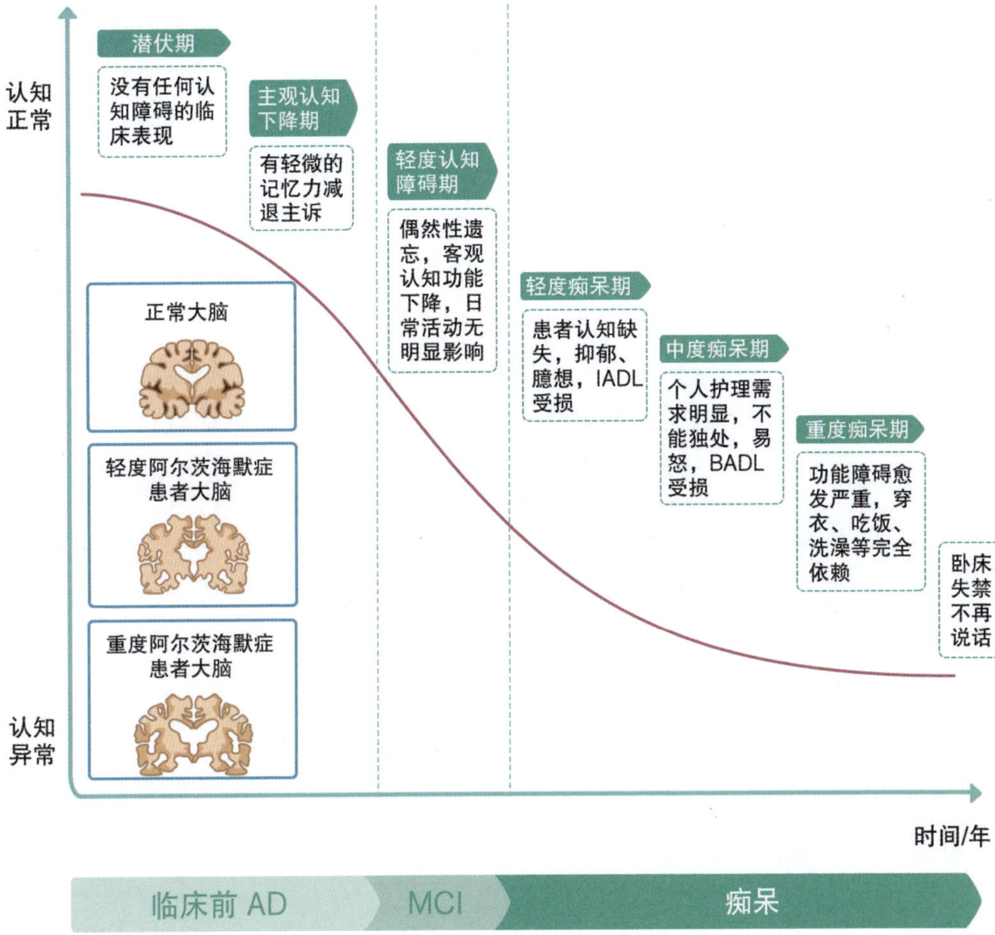

图 1-8-1　阿尔茨海默病病程分期

AD，阿尔茨海默病；MCI，轻度认知功能障碍；IADL，工具性日常生活能力；BADL，基本日常生活能力。

二、主观认知下降期：记忆的“小插曲”

当阿尔茨海默病慢慢迈入主观认知下降期，患者自身开始敏锐地察觉到记忆出现了问题，仿佛生活的乐章中突然出现了几个不和谐的音符。不过，值得庆幸的是，这些症状还处于相对温和的阶段，尚不足以打乱日常生活的节奏。而这个阶段，恰恰是干预治疗的黄金时期，如同在种子萌芽阶段就及时浇水施肥，努力让它朝着好的方向发展。

主观认知下降期通常在潜伏期之后，如影随形般逐渐显现，可能会持续数年之久。此时，患者会明显感觉到自己开始频繁忘记重要的事情，例如明明约好了和朋友见面，却在当天忘得一干二净；刚认识的人的名字，转身就怎么也想不起来；阅读一篇文章后，大脑就像一个“漏斗”，内容很快就漏得所剩无几。

鉴于此，强烈建议患者及时前往专业医疗机构，进行全面的认知功能评估。同时，积极主动地调整生活方式，从日常的点点滴滴做起，为大脑的健康“保驾护航”。

三、轻度认知障碍期：记忆的“小故障”

轻度认知障碍期标志着阿尔茨海默病正式踏入早期临床阶段，此时患者的记忆和认知功能如同老旧的机器，开始频繁出现明显的“故障”。不过，这些问题虽然已经较为显眼，但还没严重到被直接诊断为痴呆，仿佛疾病在试探，还未完全“发力”。

轻度认知障碍期通常会持续数年时间。在这期间，患者的记忆障碍愈发明显，学习新知识变得困难重重，就像往一个漏洞百出的容器里装水，怎么也装不满。刚发生的事情，转瞬就忘得一干二净。尽管记忆受损，但患者凭借着过往的经验和残存的能力，仍能勉强独立完成大部分日常活动，维持着生活的基本运转。然而，疾病的影响还是悄然渗透到了情绪方面，患者可能会变得焦虑不安，一点小事就容易发脾气，或者逐渐变得孤僻，远离社交圈子，仿佛给自己筑起了一道无形的“高墙”。

四、轻度痴呆期：记忆的“迷宫”

当阿尔茨海默病无情地步入轻度痴呆期，患者的记忆和认知功能如同陷入了一座错综复杂的迷宫，进一步迷失方向，且这种衰退开始实实在在地影响到日常生活的方方面面。

轻度痴呆期通常会持续 2~4 年。此时，患者不仅对近期发生的事情毫无印象，甚至开始遗忘一些曾经至关重要的人生大事，那些珍贵的回忆就像被橡皮擦慢慢抹去。语言表达也出现了明显的障碍，说话时常常绞尽脑汁也找不到合适的词汇，就像电脑搜索文件时陷入了“卡顿”，或者不自觉地重复说着同样的话，如同陷入了一个循环。在日常生活能力上，面对稍微复杂一点的任务，例如打理个人财务、操作电子设备等，患者就会感到力不从心，仿佛置身于一个陌生的世界，不知所措。情绪变化也愈发剧烈，患者可能会变得无端多疑，对周围的人和事充满警惕；稍有不顺心就大发雷霆，脾气变得暴躁易怒；又或者陷入深深的抑郁情绪中，整天郁郁寡欢。

五、中度痴呆期：记忆的“大混乱”

中度痴呆期堪称阿尔茨海默病病程中最为漫长且艰难的阶段，通常会持续 2~10 年之久，同时也是对患者和家属挑战最大的时期，仿佛陷入了一场没有尽头的“噩梦”。在这个阶段，患者的记忆和认知能力如同遭遇了一场强烈的风暴，被摧残得支离破碎，语言障碍和行为问题也愈发严重，变得明显且难以控制。

患者不仅对近期发生的事情毫无记忆，甚至连家人的名字、自己的名字都忘得一干二净，面对熟悉的家，仿佛置身于陌生之地，完全认不出来。语言方面，可能会出现流利性失语，词汇量急剧减少，说话变得断断续续，如同破碎的音符，难以组成完整的句子。日常生活自理更是成了奢望，穿衣、洗漱这些曾经再简单不过的事情，如今都需要家人或专业护理人员的悉心帮助才能完成。更为棘手的是，患者可能会出现幻觉，看到一些根本不存在的东西；产生妄想，坚信一些毫无根据的事情；行为也变得异常古怪，例如会对着镜子中的自己大声争吵，仿佛镜子里的人是他的“敌人”。

六、重度痴呆期：记忆的“空白页”

当阿尔茨海默病发展到重度痴呆期，就如同记忆的“画卷”被彻底清空，只剩下一片空白。这个阶段通常持续 1~3 年，患者的生活完全陷入了黑暗，完全依赖他人的照顾才能维持最基本的生存。

此时，患者几乎丧失了所有的记忆，面对身边最亲近的人，眼神中也不再有任何熟悉的光芒，仿佛整个世界对他来说都是陌生的。语言能力更是退化到了极限，可能只能发出一些简单的音节，无法表达任何完整的意思。身体机能也严重衰退，无法正常行走、坐立，甚至连吞咽这样维持生命的基本动作都变得异常艰难。同时，由于身体抵抗力大幅下降，患者极易出现感染、压力性损伤等各种并发症，每一次生病都像是在与死神进行一场惊心动魄的较量。

七、阿尔茨海默病的“马拉松”：如何陪跑？

阿尔茨海默病是一场漫长的“马拉松”，考验着患者和家属的毅力与勇气。要想顺利陪跑，需要从以下几个方面入手。

（一）早期干预：抓住黄金时间

阿尔茨海默病的早期阶段，就像黎明前的黑暗，虽然疾病已经悄然潜伏，但也是干预治疗的黄金时机。一旦发现家人频繁出现忘事、迷路，或者性格发生明显改变等异常情况，务必及时前往医院就医，不要抱有侥幸心理。早期的诊断和干预，能够有效延缓病情的发展。

（二）生活方式调整：为大脑“减压”

保持健康的生活方式，对于阿尔茨海默病患者来说，就像是给大脑“减压”。规律锻炼，如散步、太极拳等，能够促进血液循环，为大脑输送充足的氧气；健康饮食，多摄入富含维生素、矿物质和膳食纤维的食物，避免高油高盐高糖的食物，为大脑提供充足的营养；积极社交，与亲朋好友保持密切联系，参加社区活动，让大脑时刻处于活跃状态。这些健康的生活方式，不仅可以降低患病风险，对于已经患病的患者，也能有效改善他们的生活质量（可参考本书第四篇：开启健康大脑的生活指南）。

（三）认知训练：让大脑“动起来”

就像身体需要锻炼才能保持健康一样，大脑也需要通过不断的训练来维持活力。可以鼓励患者多参与记忆游戏，例如玩纸牌配对、背诵诗词等；坚持阅读，让大脑在文字的海洋中畅游；积极参与社交活动，与他人交流互动，分享生活的点滴。这些认知训练活动，能够让大脑“动起来”，保持思维的敏捷性，延缓认知功能的衰退（可参考本书第五篇：激发思维活力的“妙招”）。

（四）药物治疗：为大脑“加油”

药物治疗是对抗阿尔茨海默病的重要武器。多奈哌齐、卡巴拉汀等药物，就像是给大脑这个“发动机”注入了优质的燃料，能够帮助增加大脑中的乙酰胆碱水平，从而改善记忆和认知功能，让大脑的运转稍微顺畅一些。近年来，β-淀粉样蛋白抗体也逐渐崭露头角，它如同大脑的“清洁卫士”，可以帮助减少脑内淀粉样蛋白沉积，延缓疾病的进展速度，为患者争取更多的时间（可参考本书第六篇：药物治疗筑牢记忆堡垒）。

（五）心理支持：给患者“加油打气”

在与疾病的斗争中，患者的心理状态至关重要。他们可能会因为记忆的丧失、生活能力的下降而感到焦虑、抑郁或无助，仿佛置身于黑暗的深渊。此时，家人的支持和理解就像一束温暖的阳光，能够照亮他们的内心世界。要多倾听患者的心声，给予他们足够的关爱和鼓励，让他们感受到自己并不孤单，有家人始终陪伴在身边。

（六）家庭护理：营造安全的环境

家属在日常护理中扮演着至关重要的角色。要学会仔细分析和巧妙应对患者的行为问题，了解他们行为背后的原因，给予他们足够的耐心和包容。同时，要为患者营造一个安全、熟悉的生活环境，减少环境中的危险因素，例如移除尖锐物品、安装防滑设施等；布置熟悉的家具和装饰，让患者能够在熟悉的环境中感受到安心和舒适，从而减少焦虑感。

（七）与阿尔茨海默病的“和平共处”

阿尔茨海默病虽然无法治愈，但通过药物治疗、认知训练、生活方式调整和心理支持，我们可以减缓病情的发展，改善患者的生活质量。面对阿尔茨海默病，我们需要保持积极的心态，相信科学的力量。科学家们正在不断努力，寻找新的治疗方法和诊断手段。虽然前路漫漫，但希望就在前方。

让我们一起努力，为阿尔茨海默病患者创造一个更加温暖、更加包容的社会环境。他们的记忆虽然模糊，但我们的爱和关怀可以让他们感受到家的温暖。让我们携手共进，与阿尔茨海默病“和平共处”，让每一个患者都能拥有尊严和幸福的生活。

09 探索记忆迷宫中的遗传线索

科学家们发现，认知障碍的发生与基因有着密切的关系。基因作为遗传信息的“小密码本”，存在于我们的DNA里，掌控身体特征和各项生理功能。在认知障碍的“剧本”中，一些特定基因发生突变，就像在大脑神经细胞这个“舞台”上引发了异常“演出”，进而导致疾病。

一、致病基因

致病基因，就是那些和疾病发生发展直接挂钩的基因。它们一旦突变，“威力”可不小，携带这类突变基因的人，发生认知障碍的可能性会大幅上升。要是家族里有成员携带这种突变基因，后代患病风险也会显著增加。阿尔茨海默病中最有名的致病基因有 *APP* 基因、*PSEN1* 基因和 *PSEN2* 基因。

APP 基因位于 21 号染色体上，它要是突变了，就会让 β-淀粉样蛋白大量产生。这些 β-淀粉样蛋白聚集在一起，形成斑块，对神经细胞产生毒性，就像在大脑里搞“破坏”。*PSEN1* 基因在 14 号染色体，它突变后，会让 β-淀粉样蛋白的产生和代谢失去平衡，增加像 $A\beta_{42}$ 这类毒性片段的生成，大部分家族性阿尔茨海默病就是由这个基因突变引起的。*PSEN2* 基因在 1 号染色体，它突变会让 β-淀粉样蛋白产生异常，和家族性阿尔茨海默病也有关系。

不过，这些致病基因的突变在人群中相对罕见，大多数阿尔茨海默病患者并不携带这些突变。家族性阿尔茨海默病是一种罕见的阿尔茨海默病类型，发病年龄较早，通常在 65 岁之前，遗传特点明显，通常在同一家族中有多名患者。阿尔茨海默病作为最常见的痴呆类型，家族性阿尔茨海默病数量仅占 5% 左右，而其中常染色体显性遗传的早发阿尔茨海默病又仅占所有病例的 1%，其中 *PSEN1* 基因突变最为常见，占 75%~80%，而 *PSEN2* 基因突变则相对罕见。需要特别说明的是，在携带致病基因突变的家族中，如果有的家族成员已做基因检测且并不携带该基因突变，那发生认知障碍的概率与普通人是基本无差别的。

二、风险基因

除了致病基因，还有一些基因被称为风险基因。这些基因的变异并不会直接导致疾病，但会增加个体患病的风险。这些基因的变异可能通过影响大脑的免疫反应、神经递质代谢和细胞间通讯等途径，增加认知障碍的风险。阿尔茨海默病中最著名的风险基因是 *APOE* 基因，这里要详细说说 *APOE ε4* 等位基因，每个人的基因都有两个等位基因，就像一对“小伙伴”。*APOE* 基因有不同的“版本”：*APOE ε2*、*APOE ε3* 和 *APOE ε4*。

APOE ε2 在一定程度上表现出对阿尔茨海默病的抵御作用。研究发现，携带 *APOE ε2* 的人群，相较于普通人群，患阿尔茨海默病的风险有所降低，尽管这种保护作用并非绝对，但在一定程度上能够减缓疾病的发生进程。这可能是因为 *APOE ε2* 在大脑内的代谢过程中，对神经细胞具有相对更好的保护机制，有助于维持大脑内环境的稳定。

APOE ε3 则是人群中最为常见的“版本”，它属于相对较为“中立”的一种状态。一般情况下，携带 *APOE ε3* 等位基因的个体，患阿尔茨海默病的风险处于正常范围，既没有明显增加患病概率，也没有显著的保护作用。在正常的生理活动中，*APOE ε3* 参与大脑内

的多种物质运输与代谢过程，保障大脑的正常运转。

而携带 *APOE ε4* 等位基因的人患阿尔茨海默病的风险显著增加。具体而言，携带一个 *ε4* 等位基因的人患阿尔茨海默病的风险是普通人群的 3~4 倍；而携带两个 *ε4* 等位基因的人风险则更高，可能增加 8~12 倍（图 1-9-1）。不过，即使你查出携带 *APOE ε4*，也不要紧张，并不是所有携带 *APOE ε4* 的人都会患病，这说明还有其他因素在起作用。

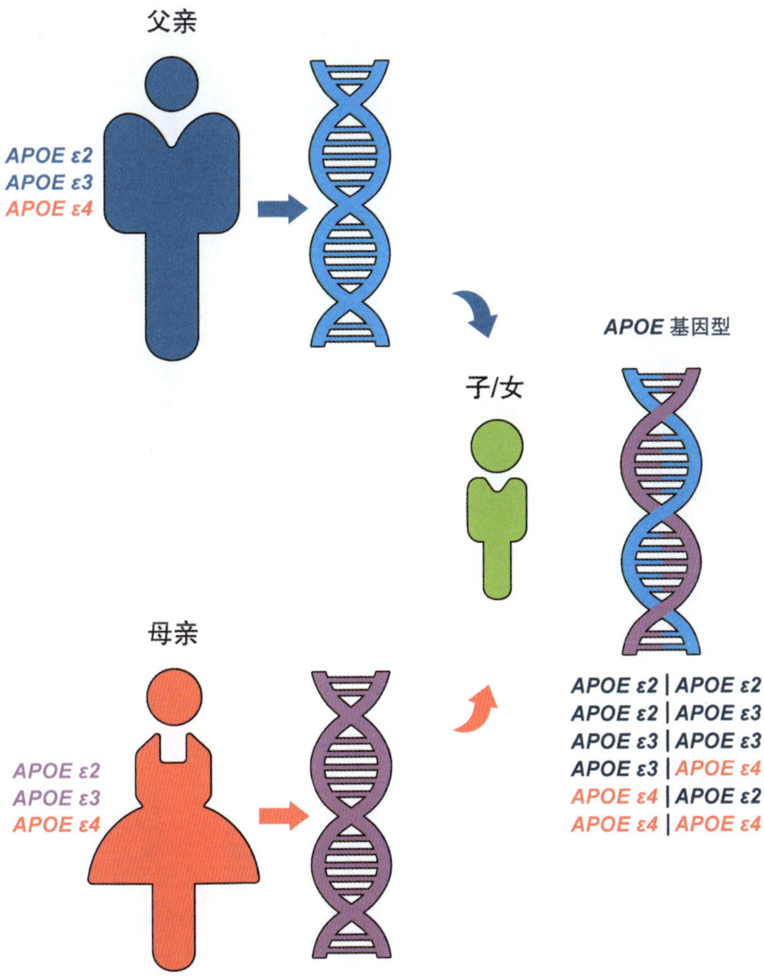

图 1-9-1 *APOE* 基因型的遗传图解

作为从事认知障碍研究工作十余年的专业人士，当偶然发现自己携带了一个 *APOE ε4* 基因时，是一种怎样的心情？

第一阶段：震惊！

与众多投身认知症领域的朋友一样，今年 52 岁的蓝老师怀着好奇之心检测了 *APOE ε4* 基因。当检测报告上 *APOE ε4* 等位基因的标记赫然入目，仿佛一道惊雷乍现，划破内心的平静。她不禁低语：“怎么会这样？”要知道，*APOE ε4* 是阿尔茨海默病主要遗传风险因子。她想起，曾阅读过一本书籍，里面提到“携带两个 *APOE ε4* 者，症状多始于 40~50 岁；携带一个 *APOE ε4* 者，症状通常于 50 岁末至 60 岁显现；未携带者，往往 60~70 岁才出现症状。”她的父母年近九旬，思维依然敏锐，并无遗传病史，这基因怎会出现在自己身上？随后数日，她在脑海中梳理家族脉络，记忆深处浮现出外婆晚年的异样：每至黄昏，便凝视窗外，反复询问“你妈妈怎么还不放学”，当时只认为外婆是“老糊涂”，却因检查手段有限，未能确诊是否为阿尔茨海默病。如今想来，那或许正是未被识别的阿尔茨海默病前驱症状。难道是母亲一方的遗传？可母亲并无任何症状，或许是因母亲教育程度高、认知储备丰富，加之生活方式极为健康，即便携带 *APOE ε4* 基因，也未现病症。虽从事认知障碍研究工作多年，自认能坦然面对，可内心仍不免反复思量。她不愿让父母家人知晓，担心增添忧虑。归乡与家人聚餐时，她暗自观察每位亲戚的举动，舅舅、二姨、表姐、表哥……皆无异常。

第二阶段：好奇

此后，蓝老师对 *APOE ε4* 基因的探究欲愈发强烈。虽身为专业人士，熟知其特性，却仍忍不住遍查资料、翻阅文献，期望能查到“携带风险基因未必患病”的依据。然而事实是，携

带 *APOE ε4* 会使阿尔茨海默病患病概率提升 3~12 倍，携带一个 *APOE ε4* 基因，患病概率为常人的 3~4 倍，若携带两个，则达 8~12 倍。且 2/3 的阿尔茨海默病患者携带此基因。并且，*APOE ε4* 携带者糖脂代谢较常人差，大脑营养供给更为艰难，即便不患阿尔茨海默病，脑衰老速度也可能远超常人……

蓝老师心中不禁思索：那些携带 *APOE ε3* 基因的人，本拥有相对更低的阿尔茨海默病风险，作为人群中更常见的“普通款”基因，本应是更平稳的“安全牌”，却因长期忽视饮食、运动、认知训练等基础预防手段，让大脑在岁月中“疏于保养”，不少人早早被阿尔茨海默病侵袭。就如那位刚退休一年的同事，本该享受生活的年纪，就因记忆力下降、出门需要家人陪同而困于疾病阴影；还有和自己年龄一样的患者即便基因风险低，却因生活方式长期不健康，大脑提前“生锈”，被阿尔茨海默病钻了空子。这让她更加警醒：基因风险从来不是绝对的“判决书”，积极预防才是对抗疾病的硬道理。自己携带 *APOE ε4* 基因，虽先天风险更高，但绝不能坐以待毙，更要把预防做到极致。

第三阶段：行动

“这并非死刑判决，而是预警信号。”她于科研笔记中写道，“携带 *APOE ε4* 的大脑，如同精密仪器缺失散热系统，需更悉心的维护。”深入研习后，先前的忧虑烟消云散，蓝老师随即将所学付诸实践。她率先前往医院，完成阿尔茨海默病血液标志物检测等一系列风险筛查，更向记忆门诊专科医生寻求全面评估，获取专业预防建议。而后，在医生与营养师协同助力下，果断开启健康饮食疗法，以期提升大脑供能、优化血糖血脂代谢、降低炎症水平。此外，还报名参加八周正念减压课程，满怀期待其中的效果。她决心用自身实践为案例，系统总

结 *APOE ε4* 携带者降低阿尔茨海默病风险的经验，帮助更多有需要的人。

第四阶段：接受

蓝老师每年进行一次认知功能测评；最新结果显示简易精神状态检查和蒙特利尔认知评估都是满分 30 分，认知功能正常。她坚信，即使携带 *APOE ε4* 基因，通过健康生活方式干预可改写阿尔茨海默病发病轨迹。正如她在自传中所描述：“我的大脑宛如精心保养的古董钟表，尽管明白其内部的齿轮终将磨损，但每日都努力地上紧发条，使每一次滴答声都饱含深意。”

一个春日的清晨，蓝老师站在镜子前看着自己，她轻抚着脖颈间的银项链，坠子是外婆留下的翡翠平安扣。她沉思道：“这个基因并非诅咒，而是命运赋予的珍贵礼物。”自幼学习成绩名列前茅，性格乐观开朗，这些亮点无疑源自父母的遗传和教育。在父母无微不至的关爱下成长，俨然成为了人们常说的“在蜜罐中长大的孩子”。父母所给予的一切，都应欣然接受，这其中自然也包括了 *APOE ε4* 基因。

三、基因检测

随着基因技术的不断发展，科学家们可以通过基因检测来识别那些携带致病基因或风险基因的个体。基因检测就像一个“小雷达”不仅可以帮助我们了解个体的遗传风险，还可以为疾病的早期诊断提供重要线索。基因检测还可以帮助医生选择更适合患者的治疗方案。此外，如果家族中有明确的致病基因突变，可以考虑进行产前基因检测。例如，通过羊水穿刺或无创产前检测等来检测胎儿是否携带致病基因，有助于家庭做出知情的生育决策。

四、基因治疗

基因治疗是近年来医学领域的一个热门研究方向，它通过修复或替换有缺陷的基因来治疗疾病。在认知障碍疾病的治疗中，基因治疗也显示出巨大的潜力。尽管距离临床应用还有很长的路要走，但我们仍然期盼着这一天尽早到来。

认知障碍疾病是一个复杂的医学难题，它的发生与基因、生活方式和环境因素密切相关。基因并不是命运的唯一决定因素，健康的生活方式和积极的心态同样重要。无论基因如何，我们都可以通过积极的行动，为大脑的健康保驾护航。

第二篇
发现认知功能受损的“秘籍”

我们习惯用体温计丈量发热，用血糖仪监测糖尿病，却总是让关乎思维与灵魂的认知健康游离在体检清单之外。β-淀粉样蛋白的异常沉积如同定时炸弹，Tau 蛋白的过度磷酸化好似蔓延的蛛网，而这些病变可能在临床症状出现的 10~20 年前就已悄然启动。因此，认知功能筛查不是等待病症浮出水面的垂钓，而是在记忆冰川下安装预警雷达。

2020 年奥斯卡获奖影片《困在时间里的父亲》里破碎的时钟意象，恰似认知障碍患者眼中扭曲的世界。但现实世界没有艺术滤镜的庇护，当记忆的碎片开始不受控地剥落，最可怕的不是诊断本身，而是我们面对预警信号时的逃避与沉默。从穿行医院走廊的忐忑不安，到解读检测报告的指尖颤抖，到与周围人分享的羞耻不安，这条早筛之路或许布满荆棘，但在科学的进步、社会的理解和亲人的陪伴下，那些关于“变傻”的恐惧与羞耻，终将变成人生路上的坚定与勇气。

01 记性还好，也需要检查吗？

去超市能记住 15 样要买的东西吗？能？恭喜！这说明你的记性确实不错。在生活中，凭借这好记性，你或许能轻松应对各种日常事务，像记住老友的电话、社区活动的时间安排等。但可别让这好记性“迷惑”了对自身脑认知健康的判断。要知道，脑认知健康状况是一个复杂的整体，能记住事情只是其中的一部分。

根据国际顶级专业期刊 *Nature* 子刊 2023 年发表的研究，人类大脑认知功能包含记忆、语言、执行功能、空间定向等六大核心维度。即使能记住 15 件商品的购物清单，也可能存在隐性的执行功能衰退——例如在复杂情境下的决策速度变慢，或多任务处理能力下降。美国约翰斯·霍普金斯大学神经科学系研究发现，约 35% 的早期认知障碍患者在常规记忆测试中表现正常，但通过精细的神经心理量表评估，可发现其前额叶皮质功能已出现 20%~30% 的衰退，而此处是人脑高级思维活动的核心区域之一。

认知障碍的发病率随年龄增长而升高。一项开展于 2015—2018 年的全国横断面研究数据显示，我国老年人痴呆患病率 60~69 岁为 2.9%，70~79 岁为 8.4%，80~89 岁为 14.6%，≥90 岁为 31.9%；老年人轻度认知障碍的患病率 60~69 岁为 11.9%，70~79 岁为 19.3%，80~89 岁为 24.4%，≥90 岁为 33.1%。

鉴于认知障碍发病率不断攀升，2023 年《脑认知健康管理中国专家共识》建议，50 岁以上人群应进行脑认知健康筛查。脑认知健康筛查，就是定期给大脑做全面“体检”，通过认知功能测评、实验室检查等手段，对脑认知健康进行全方位监测、评估，获取专业的健康咨询、指导和干预。正如古人所说，“上医医未病，中医医欲病，下医医已病”，等到记忆力明显下降，大脑发出“紧急警报”时才去医院，往往干预效果就会“大打折扣”。

此外，还有一些特殊人群需要特别留意。对于有认知障碍家族病史，或者存在其他高危因素，例如患有心脑血管疾病、糖尿病等慢性疾病，筛查年龄可以提前至40岁。根据个人具体情况尽早筛查，就像提前为大脑的健康“站岗放哨”（图2-1-1）。

当我们在超市轻松记住购物清单时，不应忘记大脑正在经历复杂的神经重塑。认知健康管理不是简单的医学问题，而是关系到社会可持续发展的重大课题。通过科学筛查、精准干预和全民参与，我们正在书写人类对抗认知衰退的新篇章，正如《柳叶刀》2024年社论所言：预防认知障碍，就是在守护人类文明的未来。

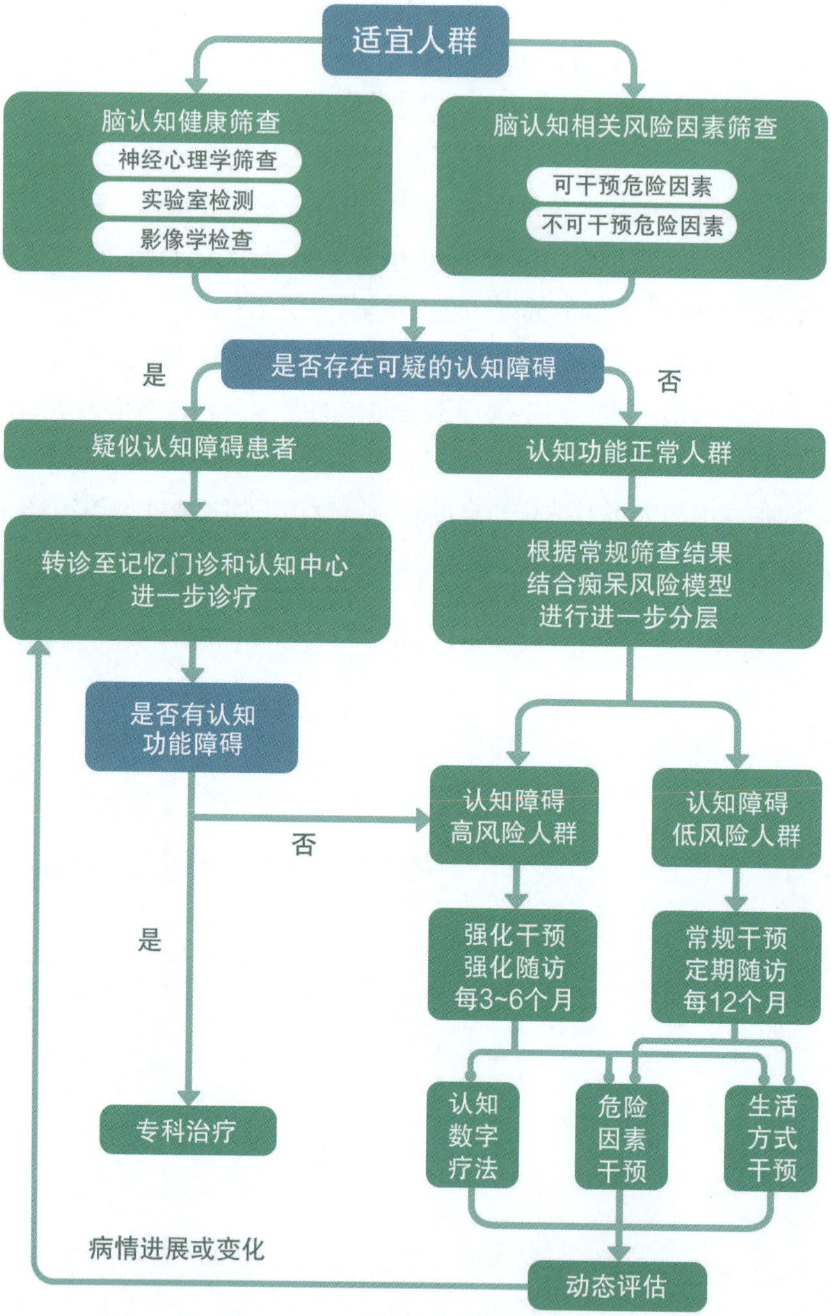

图 2-1-1　脑认知健康管理流程

02 出现记忆衰退应尽早就诊

阿尔茨海默病老年人的大脑早在临床症状出现前 10~20 年，就已开始出现淀粉样蛋白沉积等病理改变。不能够认识到这一点，很可能导致老年人的就诊延迟。最新流行病学调查显示，有认知障碍的老年人从出现首发症状到首次就诊的平均延迟时间长达 2.2 年，导致 65.1% 的老年人确诊时已处于中-重度阶段。

疾病的发展遵循着“量变到质变”的规律。当老年人出现“钥匙找不到”“刚说的话就忘”等轻微症状时，可能已处于主观认知障碍阶段。调查数据显示，每 1 000 个患有主观认知障碍的老年人里，每年就有 20.1 人出现认知损伤，这个发病的比例是普通健康老年人的 1.4 倍。若未及时干预，约 10%~15% 的轻度认知障碍患者每年会进展为不可逆的痴呆。这如同农田里的杂草，早期拔除只需举手之劳，任其蔓延则可能导致整片作物减产。

值得欣慰的是，我国在认知障碍防治领域已取得显著进展。《2023 年中国阿尔茨海默病：事实与数据》显示，公众对早期症状的识别率已提升至 80%，就诊行为呈现“阶梯式改善”：1 年就诊率 32.6%，2 年就诊率 71.6%。面对认知障碍这一“静悄悄的流行病”，我们需要遵循“二级预防”原则以便早期识别：一是当出现主观记忆力下降时（是指个体主观上认为自己较之前正常状态有记忆功能下降，但客观的神经心理测验可以在正常范围，如频繁忘记近期事件、难以回忆熟悉的名字、反复询问相同问题等，但尚未通过客观认知测试确认），应该及时就医并坚持进行干预，努力做到维持目前的记忆状况不下降；二是针对已经确诊的老年人，通过药物和非药物治疗延缓认知功能衰退。

当出现以下异常的表现时，就应该尽快去医院做进一步的检查（图 2-2-1）。

1. 影响日常生活的记忆力下降，如常常重复讲述过往说过多次的事情；忘记是否吃过饭、服过药，转瞬即忘刚刚的谈话内容；炒菜频繁忘记放盐或者重复加盐，做完饭忘记关闭煤气，甚至忘掉燃气灶上正煮着东西等。

2. 计算能力减退，如无法完成简单的计算，解决问题时毫无头绪。

3. 无法完成以前很擅长的事。

4. 对现在所处的时间和所在的地方感到迷茫，如到菜市场后不知道自己身处何地，不知道自己家住在几楼。

5. 难以理解视觉图像和空间关系，如上下楼梯踩空，判断不好距离。

6. 语言能力下降，如找不到合适的词汇表达或理解语言困难。

7. 把东西放在不该放的地方，如把钥匙放在冰箱里。

8. 判断力下降，如分不清主次，无法完成复杂的任务。

9. 退出工作和社交活动，如不愿参加社区活动。

10. 情绪或性格改变，如性格变得暴躁或内向，行为异常喜欢捡拾垃圾，睡眠紊乱昼夜颠倒，情绪低落或焦虑，同时伴有记忆衰退。

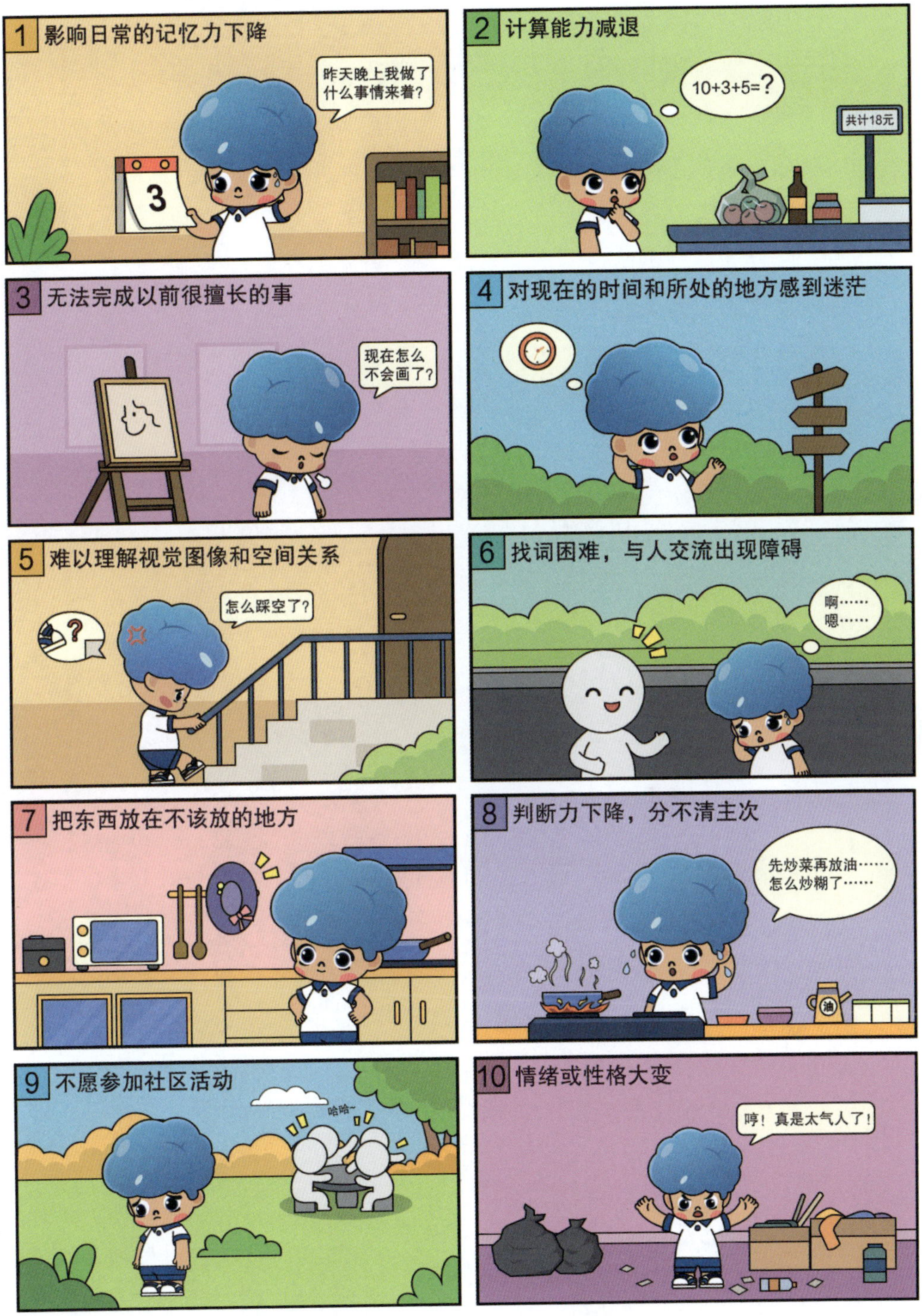
1 影响日常的记忆力下降
昨天晚上我做了什么事情来着？
3
2 计算能力减退
10+3+5=?
共计18元
3 无法完成以前很擅长的事
现在怎么不会画了？
4 对现在的时间和所处的地方感到迷茫
5 难以理解视觉图像和空间关系
怎么踩空了？
6 找词困难，与人交流出现障碍
啊……
嗯……
7 把东西放在不该放的地方
8 判断力下降，分不清主次
先炒菜再放油……
怎么炒糊了……
油
9 不愿参加社区活动
哈哈~
10 情绪或性格大变
哼！真是太气人了！

图 2-2-1 认知障碍疾病的“预警”症状

54岁刑警队王队长缓缓摘下警徽，目光落在玻璃柜里那些熠熠生辉的二等功勋章、缉毒英雄证书上，过往的辉煌如走马观花般在他脑海中闪现。可如今，这位以工作狂著称、从未休过假的硬汉，却被记忆的迷雾渐渐笼罩。

最近半年，他在工作中频频“翻车”。那些原本烂熟于心的办案流程，竟像断了线的珠子，怎么也串不起来，还得靠年轻警员在一旁小声提醒；安排任务部署时，他只能反复翻看笔记本，生怕遗漏关键信息，甚至像“明早8点分局开会”这样简单的事，都得用微信语音发给自己，反复确认，由于开车经常闯红灯，已经很少独自开车出门了。

生活里的异常同样令人揪心。有一回，他刚放下碗筷，就满脸疑惑地问妻子：“我刚才吃的什么？”独自在家时，他常常沉浸在思考案件中，连吃饭这么日常的事都抛之脑后。这些看似琐碎的细节，起初并未引起他的重视，可随着时间的推移，它们如同办案时被忽视的细微线索，慢慢串联成了一条不容忽视的证据链。

在儿子的强烈坚持下，王队长走进了神经内科记忆门诊。医生递来MMSE量表21分、MoCA量表18分的结果，又指着PET/CT上海马体代谢减低区，神情严肃地说：“您看，就像您当年追查的犯罪嫌疑人，β-淀粉样蛋白正在悄悄‘劫持’您的记忆神经细胞元。但是阿尔茨海默病的记忆功能一般不会断崖式下降，是有逐渐进展的过程，您再回忆一下，记不住事这些症状只出现在半年前吗？更早之前有什么异常情况吗。”

他眉头紧锁，陷入沉思，缓缓开口：“说实话，我一周大概只有3~4天回家吃晚饭，晚上吃完饭从晚上8点到12点，我都在不停地接听审讯、侦察人员打来的工作电话，根本没时间和家人交流，时间长了，家人也习惯了，从不过问打扰我工作。

也许我的问题早就出现了，只是我没在意，而我也没给他们关注我的机会。可能也是因为早期症状不明显，确实很难察觉，就像破案一样，由于我的疏忽，没有在证据消失前锁定目标。”

回想起3年前，他曾因为连续审讯12小时，出门时不慎撞到硬物，导致三根肋骨骨折。1年前执行任务时在机场晕倒，短暂休息后又马不停蹄地继续工作。这些过往，他都认为是疲劳所致，但其实也可能是疾病早期的预警。

不过，刑警队长骨子里那股不服输的劲儿被彻底点燃。“和不少患者相比，我运气算不错了，起码在病情尚可控的阶段，就揪出了这个‘病魔嫌疑人’”他说道，“医生说得没错，现在有很多办法能够延缓病情发展，要是能早点察觉蛛丝马迹，或许就能占据更大的主动。如果我的经历，能给大伙拉响警报，让更多人提高警惕，那丝毫不亚于破获一起惊天大案！”

03 没有及时就诊的原因究竟是什么

尽早就诊的重要性不言而喻，然而，《2022年中国阿尔茨海默病知晓与需求报告》通过对20 671人的调查，披露了一组令人忧心的数据：在我国记忆减退的老年人群体中，只有12.9%的人会主动寻求医疗帮助。这意味着，在100位记忆减退的老年人中，仅有13人会主动寻求医生的帮助。调查还显示，80岁以上的老年人主动就诊的意愿是21~40岁群体的两倍多，似乎年龄越大越能意识到大脑需要“维护”，但实际上这往往是疾病进程迫使的被动选择。究竟是什么原因让大家在“及时就诊”的过程中望而却步？你可能会说是对这种疾病的了解不足、专业医疗资源的匮乏及分布不均、家庭经济条件限制、交通不便等因素。然而，更应引起关注的是，对于记忆衰退早诊早治的回避态度，这种回避很大程度上源自三个方面的错误认知。

认知心理层面。认为“记忆衰退是正常衰老现象，不是疾病”。很多人认为“上了年纪记性差很正常”。一项针对社区居民的大规模调查显示，高达70%的受访者认为“上了年纪记性差很正常”“老年人容易健忘，但这不是一种疾病”。然而，医学研究给出了截然不同的结论：超过40%的65岁以上人群记忆衰退，实则是阿尔茨海默病等神经退行性疾病的早期表现。正常衰老导致的记忆减退，多为偶尔忘事，例如一时想不起钥匙放在何处，这种情况对日常生活的影响微乎其微。与之形成鲜明对比的是，病理性记忆衰退呈现频繁出现和进行性加重的态势，不仅如此，患者还会伴随方向感丧失、性格改变等显著特征。一旦病情进入进行性加重阶段，治疗效果往往会大打折扣，给后续治疗带来极大挑战。

知识水平层面。认为“阿尔茨海默病没有办法治疗，得了就只能等着变傻”。约 60% 的人持有“阿尔茨海默病没有办法治疗，得了就只能等着变傻”的错误观念，进而导致许多患者家属认为药物治疗无效而放弃用药。事实上，虽然目前阿尔茨海默病确实无法完全治愈，但药物及非药物干预手段能有效延缓病情发展，显著提高患者的生存质量。《世界阿尔茨海默病报告 2019》明确指出，重视阿尔茨海默病早期阶段至关重要，越早识别并开展药物治疗，越能有效延缓病情恶化，为患者争取更多有质量的生活时间。

社会文化层面。有的老年人知道自己记忆力下降，可能会患上认知障碍，但因为害怕被别人知道后会被当成“傻子”，被周围的人疏远，于是选择逃避，不愿去医院检查。一项针对 2 766 例痴呆老年人及其照料者的调研数据显示，高达 1 974 例（71.4%）老年人从未因痴呆就医，这其中有 15.2% 的老年人源于“与痴呆或其他原因相关的病耻感”。只要误解继续存在，患有阿尔茨海默病的人就可能会产生病耻感，他们将继续羞愧、恐惧和尴尬地躲藏起来。阿尔茨海默病群体及其照顾者，又或是还未直接受到阿尔茨海默病影响的人，都应尝试打破这种刻板印象。而打破传统观念和去除病耻感的第一步是了解什么是阿尔茨海默病，并对这种疾病持开放的态度。

要突破当前的困境，首要之举是深刻认识到，认知障碍实则与一些慢性病，如糖尿病、高血压等并无二致，同属可防可控的范畴。回首往昔，患有糖尿病，在过去一段时间也曾被视为难以启齿之事。由于相关知识的匮乏，患者往往羞于向他人提及自己的病情，更不愿直面疾病所带来的种种困扰。然而，随着时间的推移，医学科普资料不断普及，各类治疗手段也如雨后春笋般日益增多。如今，大众对糖尿病的认知逐渐加深，也能够更加坦然地接受治疗，积极应对疾病。

认知障碍亦是如此。早期干预对于认知障碍有着显著的效果，能够有效延缓病情发展。及时且恰当的治疗，更是能够帮助患者维持较长一段时间的独立生活能力。

但目前，大众对认知障碍这类疾病的了解仍较为有限，偏见与误解依然存在。所以，我们应当循序渐进地提升对认知障碍的认知水平。摒弃过往的偏见与恐惧，勇敢地正视它的存在。一旦察觉到相关症状，积极主动地寻求专业帮助，不要因为无知或恐惧而延误治疗的最佳时机。

04 记忆衰退去哪里看

当记忆开始出现问题时，许多人会感到迷茫，应该去哪里寻求帮助？神经内科门诊、老年科门诊、精神科门诊，抑或是记忆门诊？这些选择背后，究竟有什么不同。

神经内科通常是认知障碍患者最常见的首诊科室。作为专门研究神经系统疾病的科室，神经内科医生能够全面评估患者的认知功能，排查阿尔茨海默病、血管性痴呆、帕金森病等相关的神经系统疾病，给出初步的诊断和治疗建议。老年科则是另一个常见的选择，尤其是对于老年患者。老年科医生不仅关注认知功能，还会综合考虑老年人的整体健康状况，包括慢性病管理、营养状况、心理状态等。他们擅长处理老年人常见的多重健康问题，能够为认知障碍老年人提供全面的诊疗方案。精神科也常是认知障碍患者的就诊科室。认知障碍常伴有情绪、精神症状，如抑郁、焦虑、淡漠或激越行为，作为专注于心理与行为健康的科室，精神科能够帮助鉴别认知障碍与抑郁症等易混淆的疾病，尤其在早期认知症状不明显时。

当你了解了神经内科、老年科门诊等不同选择后，如果身边人出现以上问题，还可以把目光聚焦到记忆门诊，这无疑是认知障碍患者的最佳选择。记忆门诊是专为各种记忆障碍患者提供诊断与治疗服务的专科门诊。来到记忆门诊之后，医生将全面分析患者状况，精确诊断疾病，为后续治疗打下坚实基础。这里能提供哪些服务呢？

专业诊断：凭借全面的神经心理检查，运用专业量表与先进检测手段，精准评估记忆及认知功能，助力早期识别疾病，为后续治疗奠定坚实基础。

个性化治疗方案：依据每位就诊者的独特状况，量身定制治疗方案，涵盖药物治疗，如通过药物调节神经递质改善认知功能；以及非药物干预，如利用“数字药”平台开展居家认知训练，有效延缓认知衰退进程。

认知功能训练：部分医院的记忆门诊设有专门的认知功能训练护理门诊，通过益智游戏、手工等丰富多样的形式，帮助患者进行认知康复训练，逐步提升记忆力、注意力及语言能力。

研究与临床试验：记忆门诊与研究型病房紧密协作，积极开展多项抗痴呆药物临床试验及前沿研究，例如通过血液检测实现阿尔茨海默病的早期诊断，推进新药的药物临床试验等，为攻克认知障碍疾病不断探索新路径。

为照料者提供支持和建议：记忆门诊不仅聚焦患者疾病治疗，还深切关注照料者的需求，为他们提供专业辅导与贴心帮助，助力照料者更好地应对患者日常需求，有效减轻照料负担。

或许此刻你正为当地没有记忆门诊而发愁，不知道该如何是好。别担心，虽然目前并非所有地区都设有记忆门诊，但这并不代表我们对此毫无办法。当本地没有记忆门诊时，神经内科和老年科也是可以选择的就诊科室，同样能够进行记忆检查。当在记忆门诊明确诊断后，抓住早诊早治的宝贵时机，延缓病情进展，提升生活质量，还能为家庭减轻长期的照护压力和经济负担。所以，如果你或身边有人出现记忆问题，切不可忽视，应尽早前往医院就诊。记住，早发现、早干预，才能更好地守护珍贵记忆。

05 记忆衰退的"就医宝典"

当你走进诊室，想要进一步了解自身情况时，你是否也曾被医生专业的问题问住？记忆力下降从什么时候开始？和同龄人相比较是否明显不同？是否伴随有其他症状？医生寻找疾病病因确诊的过程，就如同侦探破解一桩离奇案件，毫无准备的空手就诊如同侦探在茫茫线索中寻找蛛丝马迹，而你的充分准备则是为破案送上了关键线索，你对病史的每一次清晰描述，都在为明确诊断争取时间。

考虑到你可能因记忆障碍而难以翔实叙述自己的病情，建议就诊时最好有平时与你一起生活或工作的亲属、保姆或同事陪同就诊。

所以，我们为你精心准备了记忆衰退的"就医宝典"。

探究疾病其实就像是讲故事，一切都要从头说起。记忆力下降从什么时候开始？具体的表现是什么样的？是近期发生的事情还是以前的事情受到影响？和同龄人相比较是否明显不同？是否有什么明显的原因（如饮食、生活起居的明显变化、发热、外伤，等等）引起？通过梳理这些信息，有助于构建记忆变化的时序，识别认知功能损害的特定征象，以及发现可能的致病因素，从而为探究记忆衰退的原因提供线索。

随后，故事的经过也同样重要。记忆力下降的详细发展过程，如严重程度是否持续性加重？是否有得到缓解的时候？什么情况下能得到缓解？这些问题的答案同样需要你来思考回答。因为它们提示可能的认知障碍疾病类型，为疾病的诊断方向提供有力的证据。

同时，记忆力下降的伴随症状也值得关注。言语表达是否正常，例如有没有难以表达心中所想，话到嘴边却忘词，叫不出物品名称的命名障碍或是选词困难的情况。有没有性格改变，例如从温和变得易怒，情绪时常低落、易怒，感觉像是变成了另一个人。最近是否感觉工作压力大？是否感觉情绪低落，或容易急躁，多思？最近的睡眠怎么样？这些信息的综合分析，有助于更高效地缩小疾病诊断的范围，并为制定更加精确的治疗和预防策略提供科学依据。

生活自理能力也是判断疾病严重程度的指标之一。目前的记忆力下降是否影响了正常生活？例如，是否还能独立外出买菜购物，是否还能做简单家务，是否还能自己独立穿衣、吃饭、洗漱，是否还认识家里人，是否迷路，是否有打人骂人的情况，是否有凭空视物，凭空听声的情况？等等。

此外，用药情况和一些个人情况也非常重要。用药情况包括用药种类、名称、时间，使用药物后症状是否有缓解。个人情况包括年龄、性别、受教育程度、危险因素和家族史等。其中，了解有无可干预的危险因素，例如听觉损害、创伤性脑损伤、高血压、糖尿病、血脂异常、超重或肥胖、心脑血管疾病、吸烟与大量饮酒、抑郁状态、社交活动和身体活动缺乏等，有助于制定延缓认知衰退进程的个体化干预措施。

当你携带精心准备的“就医宝典”与医生进行深入的交谈后，医生会快速提取到与认知衰退相关的线索，根据你的情况考虑是否可能存在认知方面的问题。如果可能存在，或想要进一步了解现阶段你的认知水平，医生会根据你现有的认知表现制定个体化“脑认知健康的检查清单”。

06 脑认知健康的检查清单

脑认知健康检查清单堪比给大脑安装的“智能健康管家”，它避免了传统问诊过程中的主观偏差，通过神经心理测评、实验室检查及影像学检查等多维度评估，让认知功能的评估像“拍 X 线片”般清晰可见，从而更加全面、科学、客观地了解大脑的健康状态。

一、认知功能测评

认知功能的测评可在脑认知健康管理中心或神经内科的神经心理测评室进行，由取得资格认证的神经心理测评师使用各种量表来进行测评，简单来说，就是会问你很多问题，根据你的回答来进行判断。以下是认知筛查中的常规项目。

（一）认知功能评估

1. 简易精神状态检查（mini-mental state examination，MMSE）：用于评估整体认知功能，包括记忆力、注意力、语言能力、计算力和定向力。具体内容如下：定向力：询问时间、地点（如今天是几号？我们在哪个城市？）；记忆力：记住并回忆三个词语（例如，皮球、国旗、树木）；注意力与计算力：一个简单的计算题（如 100 减 7，连续减 5 次）；语言能力：命名物品、重复句子、阅读理解等；视空间能力：画一个简单的图形（如两个交叉的五边形）。评分：总分 30 分，分数越低，认知功能受损越严重。

2. 蒙特利尔认知评估（montreal cognitive assessment，MoCA）：内容包括视空间能力：画立方体或钟表；记忆力：记住并回忆 5 个词语；注意力：数字广度、字母识别等；语言能力：命名动物、重复复杂句子；抽象思维：解释词语的相似性（如香蕉和橙子）；延迟回忆：回忆之前记住的词语。评分：总分 30 分，分数越低，认知功能受损越严重。

3. 画钟测试：主要用于评估我们的视空间能力、执行功能和记忆力。内容：要求患者画一个钟表，标出指定的时间（例如，10 点 15 分）。

（二）神经精神症状的评估

通过采用神经精神问卷、汉密尔顿抑郁量表、汉密尔顿焦虑量表、自评抑郁量表、自评焦虑量表和匹兹堡睡眠质量指数等进行筛查。

（三）日常生活能力评估

主要用于评估日常生活中的自理能力。基本日常生活能力，如穿衣、吃饭、洗澡、如厕等；工具性日常生活能力，如购物、做饭、管理财务、使用电话等。

二、实验室检查

在认知功能测评的基础上，需要进行实验室检查。血液检测是对血液中认知障碍相关的血液指标进行检测。因为内分泌代谢障碍、维生素缺乏、感染、中毒等因素可导致认知障碍或增加认知障碍发生风险，血液检查可为明确病因和危险因素提供重要参考价值。通常包括全血细胞计数、红细胞沉降率、电解质、血糖、血脂、肝肾功能、甲状腺功能、维生素 B_{12}、叶酸、同型半胱氨酸等检测。必要时还需结合个人史进行梅毒螺旋体、人类免疫缺陷病毒、重金属、药物或毒物等相关检测。除此之外，基因检测也是血液检测中的一部分，杂合型和纯合型 *ApoE ε4* 携带者患阿尔茨海默病的风险分别为非携带者的 3~4 倍和 8~12 倍。脑脊液检测也有助于鉴别认知障碍的病因，因其是侵入性检查，不是常规的脑认知健康筛查项目。

三、影像学检查

当然，除了前两项，医生还要进行相关的影像学检查。影像学检查就像医生洞察疾病的探照灯，可以帮助医生观察人体的内部结构，是强有力的辅助工具。神经影像学检查技术已被广泛用于阿尔茨海默病的早期筛查，包括计算机断层扫描（CT）、磁共振成像（MRI）、正电子发射计算机断层扫描（PET/CT 和 PET/MRI）。

（一）计算机断层扫描

CT 检查简单快速，可发现弥漫性脑皮质萎缩，明显海马体的体积缩小，也可用于排除慢性硬膜下积液、颅内出血等疾病。但相对于磁共振成像，CT 检查的分辨率较低，难以发现早期的海马体萎缩，就好比一张模糊的人脸照片，看不清雀斑的大小一样。但是，如果影像学检查发现颞叶内侧和海马体较明显的萎缩，则倾向于支持阿尔茨海默病的诊断。

（二）磁共振成像

人体内含有大量氢原子，例如水分子中的氢，每个氢原子核就像一个小士兵。当人躺进磁共振成像设备的强磁场中，这些士兵就会在机器的“号令”下整齐排列指向磁场方向，当号令停止后，每个士兵又都会有秩序地回到自己原来的位置，并在这个过程中发出信号。由于肌肉、脂肪、骨骼等不同组织回到原位的速度不同，发出的信号也不同，这些信号被计算机捕捉处理，便形成了磁共振图像。

磁共振成像是目前评估阿尔茨海默病的最佳影像检查方法。具有无创性、无辐射性、空间分辨率高等独特优势。它首先可以排除一般的其他疾病，如脑肿瘤、脑积水等，再次可以显示阿尔茨海默病相关的特异性结构改变，如海马体和内侧颞叶萎缩等，还可检测到其他病变，如急性脑梗死、脑白质病变等。由于不同的疾病具有相似的临床表现，鉴别困难，头颅磁共振成像是医生协助诊断的一种方式。

我们有时候常担心，影像学检查会影响我们身体吗？磁共振检查技术可以完全打消您的顾虑，非常适用于常规筛查及随访。但需要注意的是，磁共振检查一般时间较长，多在 20 分钟以上，同时在检查时一定记得摘除身上金属物品，否则会跟机器来个可怕的高速“拥抱”。

此外，在门诊，有时我们也会有一个误解，希望医生能根据一两张影像学结果诊断阿尔茨海默病。其实很多时候依靠某一项检查结果无法单独确诊阿尔茨海默病，尤其是对于症状较轻的患者，需要与其他诊断手段（如 PET、脑脊液检测、认知评估等）结合使用。当然随着技术的进步，我们期待更多诊断治疗技术的进步和发展。

（三）正电子发射计算机断层扫描

正电子发射计算机断层扫描（PET）是一种比 CT、磁共振成像更加先进的技术，可以在临床症状出现前、脑中发生不可逆的神经元死亡前以及脑结构萎缩前发现阿尔茨海默病相关的病理改变，例如脑中的 β-淀粉样蛋白斑块，实现阿尔茨海默病的早期诊断，进而阻断疾病的进展。

PET 检查好比军队执行任务，医生会先向患者体内注射示踪剂，示踪剂就好像一个个携带闪光弹的士兵，根据目标找到自己执行任务的场所，然后发射闪光弹，环绕患者的探测器通过检测闪光发生的地点和强度，就可以知道士兵的位置及多少，进而绘制出人体的代谢地图（图 2-6-1）。

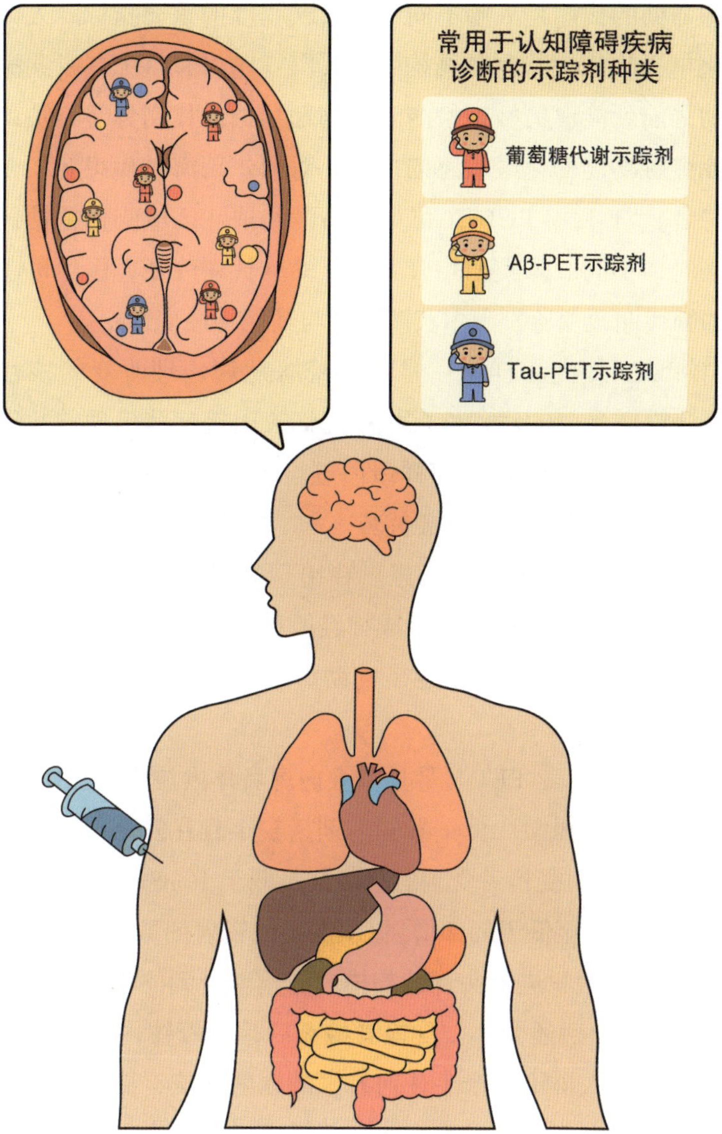

图 2-6-1　PET 原理示意

根据携带闪光弹的颜色，即示踪剂的种类不同，PET 又可以分为：

葡萄糖代谢显像：如 ^{18}F-FDG PET/CT 用于评估葡萄糖代谢。就像我们饿了要吃饭一样，人脑的思维过程，离不开对葡萄糖的消耗，因此葡萄糖的代谢是人脑不同区域活跃程度的重要指标。人体脑代谢变化早于临床症状和脑结构变化，^{18}F-FDG PET/CT 在磁共振发现脑萎缩之前就能够灵敏地检测到大脑葡萄糖的代谢异常，被认为是神经元突触功能变化最敏感的指标。对阿尔茨海默病患者，尤其是早期患者，^{18}F-FDG PET/CT 可见海马区和顶叶区域脑葡萄糖代谢减低。同时，不同痴呆类型均有其特征性脑代谢改变，医生可以根据典型的脑代谢改变鉴别阿尔茨海默病与其他神经变性疾病。

Aβ-PET：β-淀粉样蛋白是阿尔茨海默病病理改变的核心标志物。β-淀粉样蛋白的病理性沉积在记忆衰退等症状出现前数年即已开始。因此，对大脑 β-淀粉样蛋白进行示踪的 Aβ-PET 检查，具备早期诊断阿尔茨海默病的重要优势。

Tau-PET：阿尔茨海默病患者在出现 β-淀粉样蛋白沉积后，还可出现 Tau 蛋白异常磷酸化形成神经原纤维缠结，进而导致神经元功能障碍。因此，Tau-PET 也是辅助诊断阿尔茨海默病的重要手段之一。

需要注意的是，PET 显像检查会向患者体内注射放射性示踪剂，具有一定的辐射风险。但一般辐射剂量较小且在安全范围之内。全身 PET/CT 检查时受检者受到的辐射剂量低于 10mSv，这是一个非常安全的剂量，甚至低于局部增强 CT 产生的辐射剂量。而且认知相关的 PET 检查一般只进行头部的扫描，受检者受到的辐射将比进行一次 CT 检查的辐射还要小。受检者检查后，尽管体内还有 PET 显像剂，但对周围人群不会产生任何有害的辐射影响，而且受检者体内的示踪剂将会在 2 个小时内衰减，并且通过多喝水就可以很快排出体外。

总而言之，脑认知健康检查旨在全面评估我们的认知功能，了解我们的健康状况并筛查相关危险因素，帮助医生早期发现认知障碍并制定干预措施。当然，无论你有无认知方面的问题，随着年龄的增加，都应该积极预防认知障碍的发生。

07 腰椎穿刺精准导航认知衰退的病因

认知障碍疾病的早期诊断，一直以来都犹如在茫茫迷雾中艰难探寻路标。许多患者往往在出现记忆衰退、语言表达不畅、难以完成日常熟悉事务等明显症状后才前往就医，可这时大脑内部悄然发生的病理变化或许已经默默持续了长达数十年之久。传统的影像学检查手段，像大家熟知的 CT 和磁共振成像，虽说能够捕捉到大脑萎缩的迹象，或是发现一些病变，但面对疾病背后复杂的“分子密码”，它们常常显得力不从心，难以一探究竟。

腰椎穿刺技术（简称腰穿）凭借其对脑脊液的精准剖析，成为了早期诊断认知障碍疾病的重大突破点，甚至在某些情况下，它还能像一位“预言家”，提前“预判”疾病的降临。那么，脑脊液究竟是什么呢？它就好比是大脑和脊椎椎管里一位默默守护的“神秘卫士”，是一种清澈透明、无色无味的液体。脑脊液由大脑精心“制造”出来，随后又有条不紊地被身体自行吸收，它肩负着保护脑组织、维持颅内压力稳定以及调节大脑代谢等诸多重要使命。而腰穿抽取的这部分“液体宝藏”，既不是脊髓，也不是骨髓，正是这至关重要的脑脊液。一旦脑组织不幸遭遇炎症侵袭，或是发生病变，脑脊液这位“忠诚卫士”就会迅速做出相应改变，为医生提供极为关键的诊断线索。

或许很多人会心生疑惑，腰穿听起来怪吓人的，它是直接穿刺脊髓吗？其实并非如此。腰穿其实是一门精妙的“艺术”，它巧妙地通过腰椎间隙，小心翼翼地进入蛛网膜下腔，从而获取脑脊液，用于检测或是治疗（图 2-7-1）。在成年人的身体里，脊髓一般终止于第 1~2 腰椎水平，而腰穿操作通常会选择第 3~4 或 4~5 腰椎间隙进行。在这个特定区域，只有像“轻柔水草”般的马尾神经在脑脊液中悠然漂浮，因此在操作过程中，几乎不会对脊髓造成任何损伤。脑脊液主要由脉络丛源源不断地产生，每分钟大约能产生

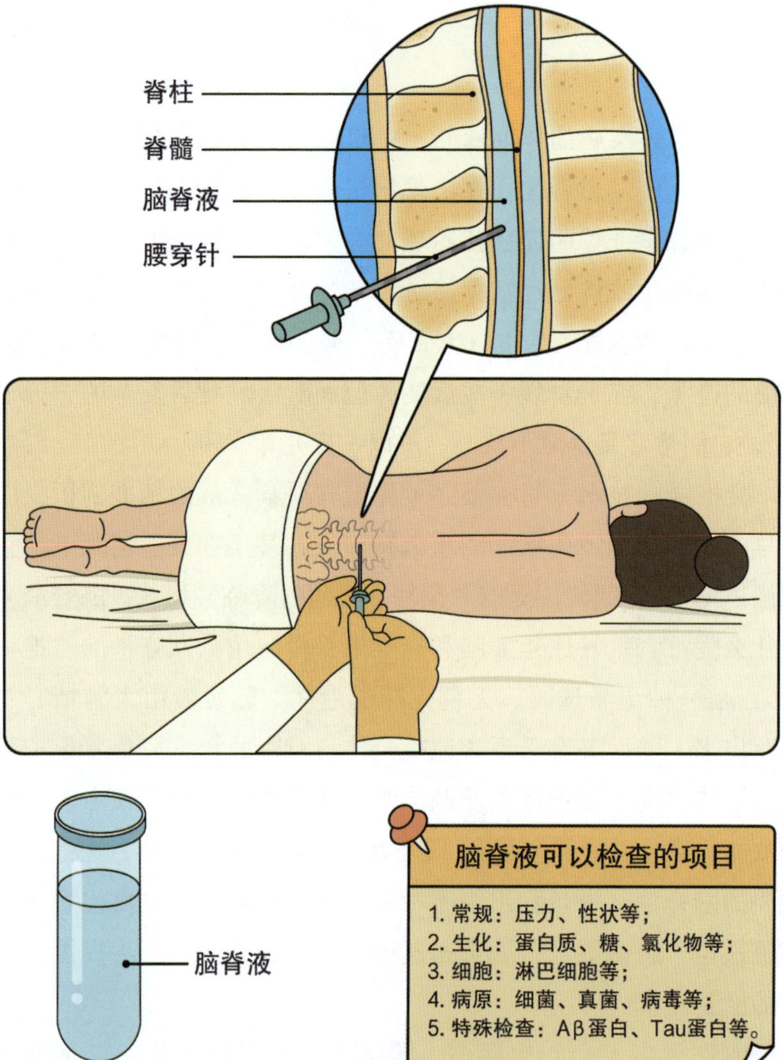

图 2-7-1　腰椎穿刺技术示意

0.3~0.5ml，每天大概会产生400~500ml，而成年人颅腔与椎管蛛网膜下腔的脑脊液总量大约在100~160ml。进行腰穿时，医生仅仅抽取少量的脑脊液，通常为2~5ml，这就好比从一个巨大的水池中取一小杯水，不会因为留取脑脊液影响健康。

在进行腰穿之前，医生会耐心地与患者详细交流，一一解答患者内心的种种疑惑和恐惧。在穿刺过程中，患者要尽量放松心情，千万别过度紧张。腰穿时，需采取去枕侧卧位，使脊背弯成弓状，以便医生准确找到穿刺点。医生会在穿刺点进行局部麻醉，这个过程就像被一只小蚊子轻轻叮了一下，只会让人感觉到轻微的针刺痛，并不会有明显的疼痛感。穿刺针顺利进入椎管后，快速抽取少量脑脊液，整个操作过程通常在短短几分钟内就能圆满完成。如果在操作过程中，患者有任何不舒服的感觉，一定要及时告诉医生。腰穿结束后的4~6小时内，患者需要严格去枕平卧休息，这期间无论是吃饭、喝水，还是大小便，都需要在床上完成，这么做主要是为了有效预防头痛的发生。穿刺结束后，医生会用无菌敷料覆盖好穿刺点，确保穿刺部位皮肤的清洁与干燥，无菌敷料一定不能沾水。同时，也会密切留意穿刺部位是否有渗出、流血等异常情况，一旦发现，会立刻进行妥善处理。虽然腰穿后可能会出现低颅压性头痛、腰痛等一些轻微不适，但这些症状大多可以通过适当休息和大量饮水得到有效缓解。

想必不少人都好奇，为什么记忆力下降了，医生会建议做腰穿呢？其实，这主要是为了精准明确病因，尤其是排查一些神经系统疾病，或是找出潜在的可逆性病变。例如，记忆力下降有可能是由多种神经系统疾病引发的，像阿尔茨海默病、自身免疫性脑炎、脑积水，等等。腰穿能够通过检测脑脊液中的异常成分，例如β-淀粉样蛋白、Tau蛋白、炎症细胞等，来助力诊断这些疾病；在排除感染或炎症方面，如果怀疑是脑部感染，像脑膜炎，或是其他炎症性疾病，腰穿可以检测脑脊液中的白细胞、蛋白质水平等关键指标，帮助医生精准明确诊断，就像是在脑脊液里仔细寻找疾病留下的蛛丝马迹；在评估脑积水或颅内压异常方面，对于正常压力性脑积水等疾病，腰穿可以精准测量颅内压，并且通过释放少量脑脊液，观察患者症状是否有所改善，从而帮助判断是否需要进一步治疗；在早期干预和治疗方面，一些导致记忆力下降的疾病，例如自身免疫性脑炎，是具有可逆性的。通过腰穿明确诊断后，医生就可以及时开展针对性治疗，有效改善患者的症状。一次腰穿检查，能够检测多种生物标志物和抗体，为疾病的诊断和后续治疗提供全面、详尽的依据，堪称疾病诊断领域的“多面手”。

在认知障碍疾病面前，时间是最残酷的敌人。腰穿通过脑脊液这座“桥梁”，让人类得以在症状未显时窥见疾病本质，为早期干预赢得宝贵窗口。尽管技术仍需完善，但它无疑点亮了精准医疗的曙光。未来，或许我们不再与遗忘赛跑，而是从源头按下疾病的“暂停键”。

08 定期复诊是大脑的防护盾

汽车需要定期送去保养，哪怕车子开起来顺顺当当，没有啥毛病，定期检查也能提前发现潜在问题，让车子一直保持好状态。当发现汽车动力不足时，也不能只觉得是发动机使用年限长了性能下降，说不定是火花塞存在被忽略的故障，又或者是燃油供给系统出了问题。记忆力下降，可能是阿尔茨海默病、脑血管疾病、抑郁症等多种疾病的早期信号。通过定期复诊，配合认知功能评估，就能像专业检测人员拿仪器排查隐患一样，及时揪出潜在问题，对延缓病情发展极为重要，而定期复诊就是发现这些问题的“得力助手”。

定期复诊能帮咱们时刻盯着病情变化。记忆力下降原因五花八门，药物副作用、营养不够、睡眠不好等都有可能，这就像一辆车，打不着火可能是电池没电，也可能是油路堵塞。定期复诊能让医生全面评估病情，排除各种潜在病因。已经确诊的患者，复诊能监测病情发展，及时调整治疗方案。借助神经心理测试，磁共振等影像学检查，医生就能像经验丰富的修车师傅，精准判断车子的“健康状况”。

治疗记忆力下降得因人而异，定期复诊就像给治疗方案“量体裁衣”。医生会根据病情变化和治疗效果，调整药物剂量或者更换治疗方法。对老年患者，医生会根据症状调整药物，既能避免药物副作用，又能保证治疗安全有效，让大脑发动机平稳运行。

记忆力下降，家属压力也大。定期复诊时，医生不仅能给予治疗方案，还能给家属提供心理支持，传授护理窍门，例如怎么营造舒适生活环境，怎么陪他们做认知训练，就像给迷茫的家属递上“导航图”。

健康生活方式对改善记忆力至关重要。定期复诊时，医生会提醒大家保持规律运动、健康饮食、充足睡眠，远离吸烟、过量饮酒这些不良习惯，就像叮嘱司机按时给车做保养，别加劣质油，让大脑发动机动力持久。

一般来说，要是感觉记忆力减退，不管年纪多大，建议半年做一次记忆检查；确诊轻度认知障碍或者阿尔茨海默病的患者，每3~6个月就得复诊，监测病情。复诊时，医生会重点检查认知症状变化，必要时还会安排影像学检查，查看脑部结构有没有变化。这就需要咱们家属多留意，有没有新症状出现，病情有没有加重。

第三篇

认知健康的多元探索：谁在影响我们的记忆与认知功能？

你有过这样的感受吗：上一秒想说的话，下一秒被推送信息冲散；年轻时倒背如流的诗句，如今连开头都模糊不清。我们总将健忘归咎于“年纪”，却很少思考其背后隐藏着的其他因素——从熬夜刷屏到空气污染，从慢性炎症到虚拟社交，现代人的认知健康早已被卷入一场复杂的“生态战争”。

究竟是什么在影响着我们的记忆与思维，是基因、教育、睡眠，又或是数字时代的“多巴胺陷阱”？答案或许就藏在每一顿与家人的丰盛晚餐、每一次与朋友的举杯畅饮，甚至每一段未被言说的社会压力中。

01 全天候守护大脑：生活方式的点点滴滴

2002 年，春晚小品《卖车》中的一句“双脚离地了，病毒就关闭了，聪明的智商就占领高地了”，为全国人民带来了欢声笑语。在捧腹大笑的同时，你可能想不到，这句看似“忽悠”的台词其实是对科学真相的夸张：现实中，你的每一个举动，哪怕微小如“双脚离地”，都有可能在重塑大脑的“智商高地”。

一、生活习惯如何影响认知轨迹

认知衰退从来不是在你第一次忘事时才粉墨登场，从清晨的第一口早餐，到深夜的最后一盏夜灯，你每天的饮食、运动和睡眠习惯，无不在悄然书写着未来数十年的大脑剧本：健康的饮食，例如多吃蔬菜水果、全谷物、坚果和鱼类，少吃高糖高脂的加工食品，有助于减缓大脑老化的进程；规律的身体活动不仅可以让我们保持强健体魄，也能通过促进神经发生和突触形成增强我们的记忆力和注意力；良好的睡眠是大脑“自我修复”的黄金时间，是大脑修复和记忆巩固的关键时刻，海马体、皮质等脑结构正在加班加点，把你一整天的所见所想巩固到你的记忆之中。睡眠质量差，会妨碍大脑有效清除代谢物，影响记忆巩固，让思维变得迟钝沉重。

当你在清晨选择燕麦粥而非油条，当你在电梯前转身走向楼梯，当你在睡前先把手机请离床旁——这些微小的决定正在为以后的你储存“大脑养老金”。从神经突触的微小变化到脑区网络的宏观重构，它们潜移默化地雕刻着你的大脑和神经，慢慢塑造成几十年后的脑状态。“我命由我不由天”，我们或许无法抽取基因彩票，但可以在每个当下为大脑选择一条更健康的道路。

二、藏在体重秤上的“生活成绩单”

体重，往往就是生活方式在身体上的“总成绩”。它不仅浓缩了大家的饮食、运动与睡眠习惯，也通过自身的代谢和炎症机制对大脑的健康产生影响。不要以为肥胖仅是体态之忧。《柳叶刀》系列期刊曾刊登了一项在亚洲人群中的发现，研究表明“大肚子”——腹型肥胖可导致认知功能的下降，较高水平的内脏脂肪、体重指数和腰臀比也有着类似的作用。具体来说，内脏脂肪每增加 0.27kg，就相当于认知功能衰老了约 0.7 年，类似的结果也在之后的其他研究中得到证实。

你可能会好奇，躯体的肥胖为何会影响到“高高在上”的大脑？从机制上来说，肥胖对于大脑的影响主要来源于代谢和炎症两个方面：首先，肥胖对人体的糖代谢有着不可小觑的影响——在非饥饿状态下，大脑的主要能量来源是葡萄糖，而肥胖者大脑将葡萄糖转化为能量的效率远比正常体重者更低，这会使大脑在一次次的“负重前行”后更快“油尽灯枯”；其次，肥胖常常伴随着全身的慢性低炎症状——这种“低炎症”虽不像你所熟知的肺炎、肠胃炎那样来势汹汹，却能够慢慢“腐蚀”你的大脑，加剧脑萎缩的进展或是脑结构病变的发生。

需要注意的是，认知功能也并非“越瘦越好”。有研究表明，体重与痴呆的关系会在晚年发生转变，即体重下降幅度越快疾病进展越快。因此，当你站在体重秤上时，无论体重是升或降，只要是偏离了正常的范围或出现了大幅度的异常改变，都可能正在为你敲响认知健康的警钟（图 3-1-1）。

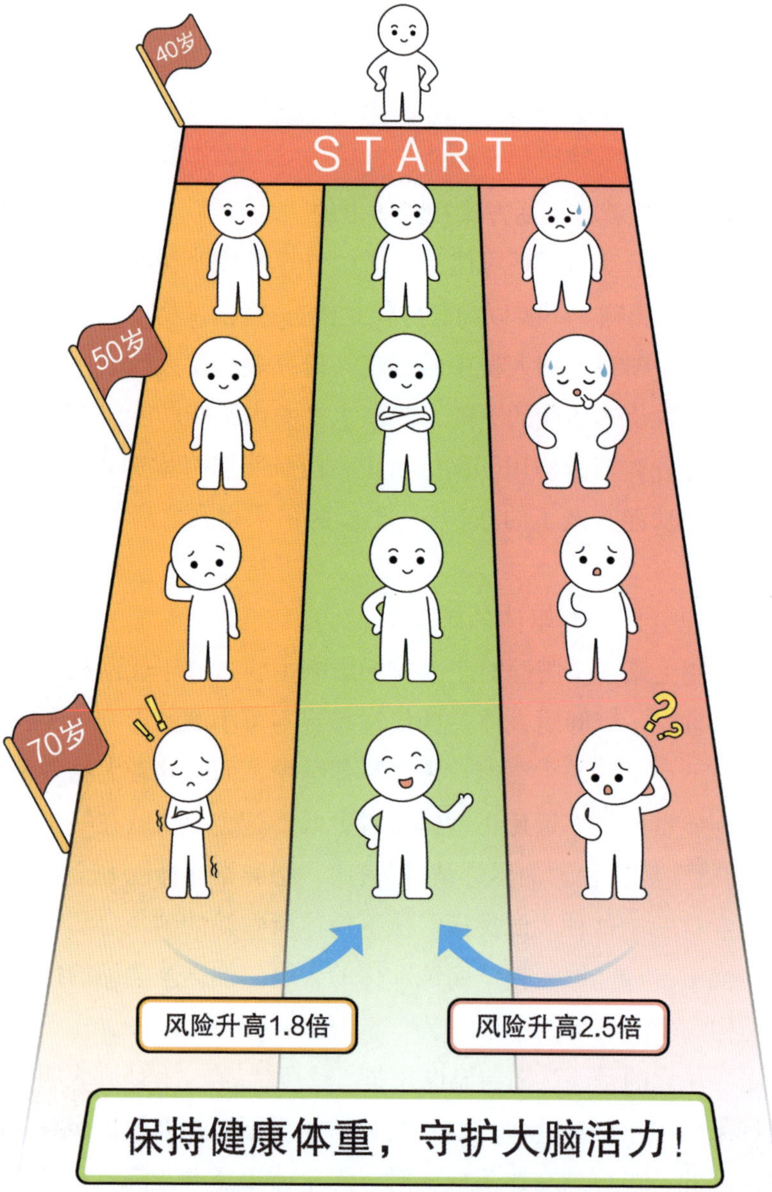

图 3-1-1　体重指数（BMI）与痴呆

尽管肥胖毫无疑问会损害我们的脑健康，但脂肪组织本身并非单纯的“坏东西”。它不仅是储存能量的“仓库”，还支撑着许多人体正常的生理代谢过程。最近有研究从基因层面上证实脂肪组织与认知能力之间的复杂关系，发现脂肪基因参与许多认知相关的神经生理过程，这些基因的表达水平与多个认知领域的功能密切相关。

随着我国经济的不断发展，人民生活水平的不断提升，超重、肥胖逐渐成为威胁我国居民健康的重大卫生问题。在国家层面，控制体重已经成为一项全民健康战略。2025 年“体重管理年”三年专项行动计划，正是在此背景下启动的。该计划将围绕饮食、运动与心理调节，为不同人群提供个性化的干预建议，推动科学减重、降低慢病风险，构建“健康体重”新常态。不妨从现在开始，关注自己的体重管理，吃得更合理，动得更主动，把照顾身体这件事真正握在自己手里。健康中国的路，其实就从我们每个人的生活细节开始。

02 烟酒之间，藏着多少对大脑的威胁

朋友聚会点根烟，加班熬夜嘬口酒——无论是社交场合的觥筹交错，还是私人小憩的放松时刻，自古以来烟酒就是人们缓解压力和享受生活最常用的方式之一。然而，越来越多的脑科学研究正在揭示：你所吸的每一口烟、喝的每一口酒，都有可能在偷偷"熏蒸"你的大脑。

一、烟雾缭绕——提神还是"烧脑"

吸烟对于心血管和肺部健康的危害已是老生常谈。然而提到它对大脑的负面影响，你最先想到的或许还是当代社会已不太常见的"瘾君子"们。吸烟者只要不迈过那条"成瘾"的底线就可以万事大吉了吗？并非如此。烟草中的尼古丁、焦油及其他化学物质可以刺激大脑，通过影响大脑的结构与功能增加记忆衰退和产生认知障碍的风险。

一篇发表于 2007 年的荟萃分析对既往全世界范围内的 19 项研究进行了总结，发现吸烟者罹患阿尔茨海默病及血管性痴呆的风险约为不吸烟者的 1.8 倍。有流行病学研究对具体的认知域及吸烟年限进行了分析，发现吸烟者的记忆下降程度比不吸烟者高 1.9 倍；吸烟史越长、每年吸烟量越高，认知功能的下降越快，且这种影响可以表现在所有的认知域中。可以说，无论何时何地，你每点燃一

根香烟，都会让一部分认知功能就此“烧光”。

那么，究竟是香烟中的什么在影响我们的大脑呢？在一根香烟被点燃后，高温燃烧会加热其中的有机物质，导致其分解和化学反应的发生，生成气体和微小的固体颗粒，这些物质混合成为肉眼可见的烟雾。尼古丁是烟雾的主要成分，它通过影响乙酰胆碱受体来作用于胆碱能系统。研究发现，在某些人群中，短期服用尼古丁可增强多种认知功能，如注意力、工作记忆和执行功能；然而，吸烟通常意味着长期慢性尼古丁的使用，这不仅会增加多种疾病的风险，还可能导致以戒断综合征为特征的成瘾。更可怕的是，当你拥抱来自尼古丁的危险快感时，也会同时让大脑陷入来自成千上万的有害物质的“围剿”；除尼古丁以外，烟雾中还存在着至少 4 700 种已被发现的化合物，其中许多已被证实具有确切的脑毒性，如氯乙烯、氢氰酸和铅等重金属，其他如一氧化碳、甲醛等成分也可以对神经系统产生一定的副作用。这些成分会增加大脑内的氧化应激、诱发炎症反应，直接或间接地促进脑动脉粥样硬化和阿尔茨海默病病理的发生。这些有害物质从吸烟者呼出的气体中混入空气，成为我们常说的“二手烟”；亦有大量研究证实了暴露于“二手烟”对认知功能，尤其是青少年认知发育的影响。

话说到这里，你或许会问，既然吸烟对认知功能的危害主要由烟雾导致，如果使用没有烟雾的电子烟，是否就是安全的呢？事实上，电子烟的危害并不比传统香烟小。电子烟有着比传统卷烟更高的尼古丁含量，具有更严重的成瘾性；长期使用电子烟的青少年可能有着更冲动的行为，也更容易产生自杀的想法；更危险的是，尽管电子烟并不会产生“吞云吐雾”的效果，但传统香烟中的重金属和致癌物并没有就此消失，而是悄悄地“退居幕后”，以一种更隐匿的方式影响着吸烟者和身边人的健康。用电子烟替代香烟，这又何尝不是一种饮鸩止渴呢？

二、“小酌怡情，大饮伤身”？温柔乡亦是英雄冢

在交通基建发达、汽车保有量颇高的中国，许多人都曾通过那句脍炙人口的“司机一杯酒，亲人两行泪”了解到酒精对神经系统的危害。事实上，酒精对于大脑的影响非常复杂；要说到饮酒和认知功能之间究竟有着怎样的关系，医学界亦存在着不小的争议。

不少研究主张少量饮酒可能对认知功能具有保护作用，其机制可能与改善血管条件及减少神经炎症有关；以 2023 年一项韩国的研究为代表，这项研究对接近 400 万人的队列进行了调查，发现与不饮酒相比，轻度至中度饮酒（<30g/d）的人痴呆风险降低 2 成左右，重度饮酒（≥30g/d）则会增加痴呆的发病率。也有研究表明，即使是适度饮酒也可能与更严重的脑萎缩有关：一项研究跟踪了 30 年间人群的酒精摄入量、脑结构及认知功能表现，发现即使是适度饮酒（112~168g/周）的人，右侧海马萎缩的概率也是几乎不饮酒者（<8g/周）的 3 倍，而轻度饮酒（8~56g/周）对这种萎缩几乎没有保护作用。这些研究结论的差异恰恰说明了饮酒和认知功能的关系可能受到多种因素的影响，一方面可能与人群有关，另一方面也与导致痴呆的病理机制有关：有研究表明，在认知功能正常的老年人中，每日少量饮酒与较低的痴呆发生风险相关，但在已患有轻度认知功能障碍的老年人中，这种关联则并不再明显；而对于不同疾病所导致的痴呆，少量饮酒也可能具有不同的影响。尽管受到条件限制，这些研究对于饮酒量的评估大多来源于被调查者的主动报告，研究所关注的结局也不尽相同，导致它们在“少量饮酒是否具有认知保护功能”这个问题中得出了不同的结论，但重度饮酒或酗酒毫无疑问与认知功能的下降及痴呆风险增加有关。

更要请你注意的是，这里笔者仅简要罗列了部分关于饮酒与认知功能关联的研究争议，但饮酒对于整体身体健康仍具有不可忽视的负面影响。

尽管烟酒可能为你带来短暂的愉悦感，但从长期来看，无论程度如何，吸烟和饮酒都是在为你未来的认知衰退埋下隐患。英国诗人狄兰·托马斯曾写道："不要温和地走入那个良夜"——愿你在每一次吞云吐雾和举杯畅饮时，不要忘却其背后暗藏的风险。

03 智慧的庇护所：教育点亮认知功能

2001 年一项发表于《柳叶刀》上的研究惊人地发现，在尸检发现符合阿尔茨海默病病理改变的人群中，有约 30% 的人在生前并没有痴呆发生的迹象。你是否好奇，在这样大脑损伤已经“板上钉钉”的情况下，究竟还有什么力量能够强大到阻挡痴呆来临的脚步？

另一项来自美国的大型队列研究可能为你提供了线索：在 2000—2012 年，该研究在逾一万人的队列中对人群痴呆的患病率进行了统计，发现即便在高血压、糖尿病等心血管风险因素逐年增加的情况下，痴呆的患病率仍出现显著的下降，而这种下降与人群的平均受教育年限的增加有关。这两项研究的结合提示，教育可能通过某种补偿机制，在脑损伤的背景下维持认知功能——事实上，教育不仅可以帮助我们获取知识和技能，它对于人一生的大脑健康也有着深远的影响，和认知功能更是有着密不可分的关系。

一、痴呆的“良药”，但并非万能

痴呆是认知功能出现明显损害、严重影响生活质量的结局点。虽然伴随衰老发生的大脑退化难以避免，但不同人发生痴呆的时间点并不相同，这个时间点出现的早晚取决于人一生中认知能力的峰值和后期认知能力下降的速率。如果将你的认知能力峰值比作水池里的“水”，导致认知功能下降的生理或病理过程比作排水的“阀门”，它们会以不同的速度让水流出。水池何时干涸主要取决于两个因素：一个是水池里的“水量”，一个是“阀门”控制的排水速度。研究表明，教育可提升认知能力的峰值，即增加你水池中的“水量”，且这种“水量”的差异从成年早期就可在人群中体现，并伴随人的一生。具体来讲，受教育年限每增加 5 年，认知能力峰值就可能会提升 0.2~0.4 个标准差，或智商（IQ）提高 3~6 分。

遗憾的是，教育虽然可以延缓痴呆的发生，却也并非疾病的“万能解药”。对于教育是否能够将“排水管”移除，也就是说降低阿尔茨海默病的患病风险，或改变某个特定“阀门”的排水速度，即改变患病后认知水平的下降速率，目前研究仍然没有定论。

二、高效的认知“工程师”

那么，教育是如何提升认知能力、延缓痴呆发生的呢？目前最具影响力的理论是它可以提升一个人的“认知储备”，包括认知过程的灵活性、对于损伤的适应能力等。延续前文的“水池”模型，如果我们将每一种认知功能，如记忆、注意力、执行功能，各自当作一个水池，那么“认知储备”可能是水池间的“管道”，帮助你在某个水池的流出速度增加时调动其他水池中的水防止它彻底“干涸”；也有可能是水池的某种特殊结构，例如建立一个单独的小池子不受“排水管”的影响。它就像是一种水池的“装修”，可以有效地帮你缓冲衰老或脑损伤对认知功能的影响，而教育正是负责这些装修的“工程师”（图 3-3-1）。

那么，多长时间的教育才能让水池“装修完工”呢？有研究表明，教育年限每增加一年，IQ 就可提高 1~5 分；即便是在平均受教育年限总共仅有 4 年的人群中，教育也可以有效改变腔隙性脑梗死与认知功能间的相关性，帮你的大脑实现有效的衰老“缓冲”。

不过，教育与认知的正向关联尽管在宏观的人群中是相对确定的，但在真实世界中还会受到多种社会因素的影响，如地区的教育

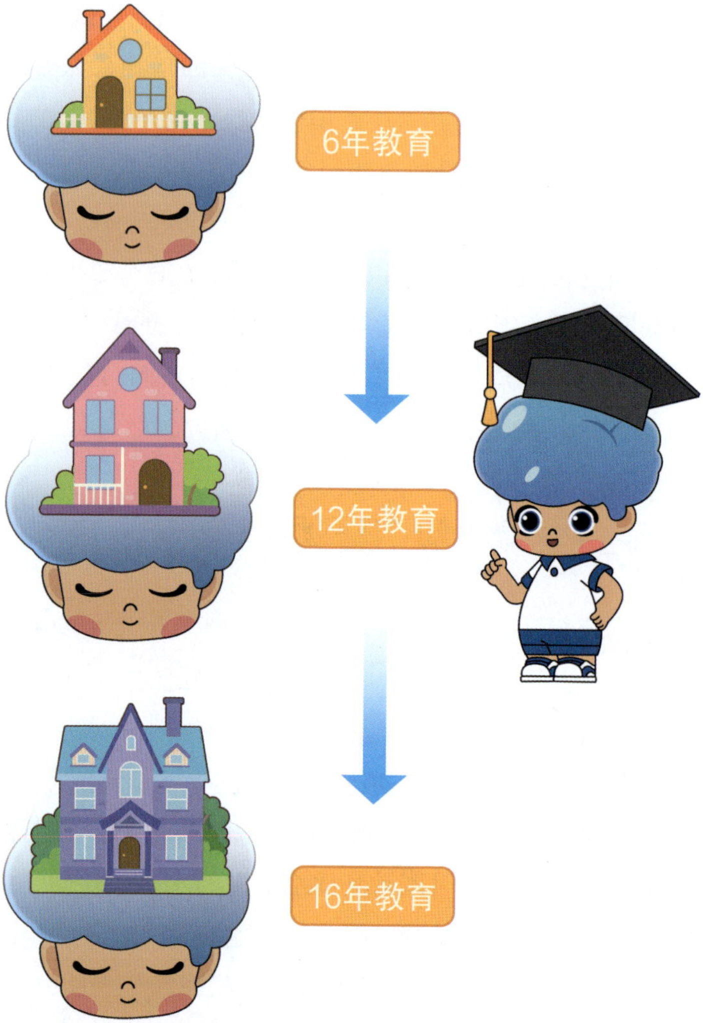

图 3-3-1　教育是认知功能的“工程师”

资源、经济条件、社会地位等；对于个人来讲，教育究竟能多大程度上助力认知功能仍需放在综合背景下进行分析。

在国内高强度的教育环境下，每当提到“教育”，许多人难免给它贴上“驯服”和“去个性化”的负面标签。事实上，教育的真正意义远不止于此。自“为中华之崛起而读书”通过探索民族复兴的道路以改变国家民族的命运史，到个人通过获取知识和技能以改变人生的轨迹，再到前文所介绍的通过增强认知储备以改变大脑衰老的轨迹，无论出发点和动机，每一次对于“教育”的追求都充满了不屈的色彩与自我塑造的决心。抛开成见，你学习用的“笔杆子”就是制裁衰老与认知衰退时最好用的“枪杆子”。

04 大脑的“充电宝”：认知活动如何铸就痴呆防线

如今，导航已经成为人们出行不可或缺的一部分；出门先打开导航软件的你可能很难想象，远在英国的伦敦，出租车司机仍需依赖“大脑”导航：他们需要花费 2~4 年的时间，熟记以特拉法加广场为圆心、6 英里半径内的 25 000 多条道路和街道、320 条常用路线以及全城每一个景点、公寓楼、教堂、餐馆、酒吧等任何游客想去的地方，只有经过全世界最严格的出租车司机“知识测验”，才能成为一名专业的伦敦出租车司机。2000 年发表了一项有趣的研究，对伦敦这些脑力堪比导航的出租车司机和驾驶固定路线的公交车司机进行了比较，发现出租车司机的后部海马比公交车司机更大。2024 年发表的另一项研究则发现了美国 443 个职业中，出租车司机和救护车司机因阿尔茨海默病死亡的比例显著低于其他职业。聪明的你想必已经注意到，在这些研究中，“职业”这个似乎与大脑毫无关联的特征竟然与脑萎缩和阿尔茨海默病产生了联系，究竟是什么导致了这样的关联呢？

一、认知活动：启动思维的引擎

如果提到能提升认知功能的大脑“运动”，你会想到什么？在开启这个章节的正式讨论前，我们需要先引入一个概念——“认知活动”。认知活动是对任何涉及认知的、心理或思维过程的概括，包括处理信息、解决问题、做决策、记忆和学习等，涵盖了从简单的信息接收与处理，到复杂的推理、创造力和情绪调节等多个方面。目前，对于具体哪些活动算是“认知活动”，科学研究中并没有形成统一的共识；为了和前文讨论的教育及第五篇中更有治疗意义的“认知训练”进行区分，在这个章节中，我们主要关注的是生活中与认知相关的职业或休闲活动。一项在重庆进行的研究曾总结了中国城市老年人常见的休闲认知活动，包括阅读、电脑使用、棋盘／纸牌游戏、麻将、参加论坛或讨论、写作、书法和绘画、手工艺、演奏乐器、投资；而对于开头我们所提到的出租车司机，“导航”就是他们最为特征性的认知活动。类似的，你也可以根据自身的情况识别那些独属于自己的认知活动。

二、大脑常需“磨”

你已经了解了教育对认知功能的影响，想必也已经隐约意识到了认知活动与教育之间存在相似之处。事实上，有研究认为，高等教育对认知功能保护的贡献可能正是通过使人选择认知活动更加复杂的职业，并在一生中都能够进行更高水平的认知活动所实现的。和教育类似，认知活动同样被认为可以通过增强“认知储备”来保护大脑的认知功能，但在能否降低阿尔茨海默病等病理改变的发生风险上仍有争议。研究表明，老年人认知活动越频繁、认知衰退就越缓慢。然而，由于认知活动极为多样，在不同文化背景、不同人群中都有着巨大的差异，目前仍缺乏通用的量化评估方法，尚无法确定它是否能够对大脑的结构和生理产生直接的影响。

那么，哪些类型的认知活动能助力认知功能的提升呢？一项针对轻中度痴呆患者的研究表明，麻将可有效维持认知功能或减缓其衰退。2023 年一项纳入了逾一万名老年人的研究对更多类型的认知活动进行了探索，发现更频繁地参与读写活动以及创造性的艺术活动与痴呆风险降低有关。然而，也并非所有类型的认知活动对认知功能都只有正面的影响：有研究表明，经常看电视会增加患痴呆和死亡的风险，推测其原因是经常看电视的人往往也伴有久坐，其体力活动的缺乏可能对健康产生了不良影响。另一项研究对一千余名老年人进行了平均 5.7 年的随访，发现老年人的认知活动能够减缓痴呆发生前的认知衰退速度，但在痴呆发生后反而可能加速认知衰退，说明认知活动对认知功能的益处可能具有“时间窗”效应。

认知之于大脑，恰似庖丁解牛之刃——常磨常新，游刃有余。无论是本节中提到的日常活动，还是第五篇中将会介绍的“认知训练”，持续的认知活动帮我们在脑内织就了一张张生生不息的认知网络。常有人把阿尔茨海默病患者的短期记忆障碍和长期记忆碎片化比作记忆的“迷宫”，可以想象，就像日复一日地帮助年轻的出租车司机在错综复杂的城市中找到正确的道路，在他们老后，那经过淬炼的大脑也会一次又一次地带领他们找到记忆迷宫的出口，一如往昔。

05 情绪“风暴”下的大脑：心理因素的双重影响

截至笔者写作的时间（2025 年 2 月 19 日 22 时 29 分），《泰坦尼克号》仍然是全球影史票房榜前三十中唯一一个 20 世纪上映的电影，影片中波澜壮阔的爱情与自由给一代又一代的观影者留下了深刻的印象。你或许还记得，在影片开头，101 岁的 Rose 看着海底影像中船舱装潢的遗骸，眼前又浮现出舱内侍者开门的场景，难忍泪水；当探险家洛维特以为往事尘封已久、老人因难以回忆而出现停顿时，Rose 却开口说道：“请别打断我好吗，洛维特先生”，继而将当年的一切娓娓道来，昔日泰坦尼克号上鲜活的故事就此展开……是什么让 Rose 对 84 年前的往事记忆犹新，又是什么让主角二人在船头张开双臂的一幕成为无数人心中的经典？这不仅是电影的魅力所在，更触及了一个深刻的心理学命题——正如 Rose 对往事的记忆未曾褪色一样，我们的情绪不仅能深刻影响记忆的保存与呈现，还能影响认知的其他方方面面。

一、情绪：大脑也要“调味料”

要说哪种认知功能最常受到情绪的影响，记忆首当其冲。不少人都有过“忆往昔峥嵘岁月稠”的体验——人生中那些令人激动的事件，即便是发生在很久以前，回忆中的细节也会因为强烈的情感渲染而变得异常清晰。情绪就像大脑记忆的“调味料”，风味强烈时，大脑对相关信息的记忆通常更加深刻。这个过程主要依赖于海马体和杏仁核；前者与记忆和学习密切相关，后者则是情绪反应的核心大脑结构。当情绪体验被记住时，海马体与杏仁核的互动会帮我们深刻地记录这些经过情绪“调味”的信息。不过，情绪对于记忆的影响并非总是积极的。你或许也曾在压力过大、感到焦虑时有过“大脑一片空白”的体验，例如因考试时忘记原本记得清楚的知识点、舞台上忘记背过无数遍的演讲稿，这正是紧张和焦虑等情绪影响大脑处理记忆信息的体现。

另一个能直观体现情绪影响认知的过程是决策。情绪在决策中起着“油门”或“刹车”的作用：当一个人在做决策时，如果他情绪亢奋、心情愉悦，决策可能会变得冲动、缺乏理性；反之，如果他处于焦虑或悲伤时，决策就可能趋于保守。“酒桌文化”就是一个典型的例子——人在社交聚会的氛围中，加之酒精的影响，有更大概率做出一些平时不会做的冒险决策。由此可见，情绪的波动不仅仅是一时的喜怒哀乐，它还深刻地影响我们的认知过程，甚至能够决定我们的人生走向。

二、情绪风暴如何平息于理性的深海

尽管情绪可以影响我们的认知过程，但思维也有能力去平息情绪的“风暴”——当我们面对压力或焦虑时，我们的大脑并非毫无准备；有效的认知策略可以帮助我们管理情绪，避免失控。

想象你正在进行一项具有挑战性的任务，或许是即将进行一场能左右你人生的考试，又或是将要登上一个向大家展示自己的舞台；任务开始前，你回忆着自己为它做过的种种准备，尽管知道自己已经做出了最大的努力，但还是难免感到不安，怀疑自己是否能完成——这仿佛只是一个突然的念头，却不知为何就扎根在了你的脑海中；你开始反复怀疑，越来越感到紧张、畏惧可能的失败。在这种情绪的驱使下，你的心跳加速，手心冒汗，思绪变得混乱，开始感到沮丧和无助，甚至有些绝望……这时，大脑就开始调动你的认知过程，为你撑开一把抵御情绪漩涡的“保护伞”，让你开始重新思考和解释你所处的情境：你可能会说服自己将任务视为一次提升自我能力的机会，而不是一场无法承受的挑战；你可能会从记忆里引经据典，用“背水一战”的豪迈事迹类比当下的自己；你还可能会想象任务成功之后的喜悦，相比之下面前不过只是一道小小的门槛……逐渐地，你开始感受到自己的情绪正在慢慢从负面转向正面，心跳开始放缓，思路再次清晰，也再次夺回了自信；于是，你精神百倍地走向了你的挑战，迎接你应得的回报——你或许有过很多次这样的经历，但却可能并不知道，这种通过更新认知调整情绪在科学上被归纳为一种策略，称为“认知重评”，是一种行之有效的情绪调节方法。通过它，我们能够借由调动认知过程更加主动地控制自己的情绪反应，避免过度的情绪波动对生活和工作造成负面的影响。

“认知重评”的实现与另一个广为人知的脑结构有关——前额叶皮质，它是我们大脑中与决策、计划、情绪调节等功能相关的区域，帮助我们控制冲动，做出理性的决策。当我们处于情绪波动时，前额叶皮质会发挥重要作用，帮助我们冷静思考、抑制过度的情绪反应，并合理调整自己的行为。有研究推测，许多年前当我们的祖先在面对野兽的捕食时，前额叶皮质就已经开始从恐惧中帮助他们冷静下来，评估情况并采取下一步的行动，实现“自救”；而现在，在纷繁复杂的社会中，你的前额叶皮质也依然在不懈地从情绪的漩涡中拯救那个正在迎接挑战的你自己。通过这种情绪与认知之间反复的交流合作，大脑能够更快速地适应复杂的环境，继而做出合理的决策。著名影片《飞越疯人院》的主角麦克墨菲在接受了额叶切除术后，情绪和认知功能遭到了双重破坏，他双目迷茫、反应迟钝，不再具有正常人的情感波动和理性思考——这个悲剧性的转变正是前额叶皮质在调节情绪和认知功能中的核心作用的极端反映：当这一重要区域遭到破坏时，个体不仅失去了情绪反应的能力，连基本的理性思维和社会适应也变得无法维系。

情绪与认知这对“大脑双生子”的沟通与协作，是人类在进化过程中通过不断适应外界环境、调节自身所留下的宝贵财富，筑成了我们自己的思想“盾牌”。理解情绪与认知之间的互动，学会在激情与理性间找到平衡，做大脑的“操盘手”，你的记忆与人生都会因情绪而变得更加多姿多彩。

06 “一朝被蛇咬，十年怕井绳”：智慧应对压力调控

你是否曾在考试前夜反复翻看复习资料，却因紧张而大脑一片空白？或是在一次失败的演讲后，对站上讲台望而却步，仿佛整个世界都在暗自嘲讽你的“失误”？这些“被蛇咬过，连井绳都心惊”的现象，其实正是压力在无声中重塑我们认知功能的生动写照。压力就像一把双刃剑：短暂的紧张状态可能激发潜能、提高反应速度，但一旦演变为长期的慢性压力，它便会悄然侵蚀大脑的灵活性、创造力，甚至让我们在日常决策中举步维艰。

一、压力的双重性：短期激励与长期侵蚀

在现代快节奏的生活中，压力无处不在。适量的压力能促使我们集中注意力，迅速做出反应，这种所谓的“急性应激反应”在某些情境下甚至能提升工作效率和学习成绩。想象一下，在紧急比赛场上，运动员在那短暂的紧张状态下常常能爆发出惊人的力量和速度；在考试时，轻微的紧迫感也能激活大脑中的警觉系统，帮助你迅速捕捉和记住那些关键知识点。一项研究发现青年人在面对急性社会心理压力时会出现前额叶皮质活动的短暂增强，伴随着注意力和反应速度的双重提升；这种“急性应激”状态使得他们能够迅速捕捉到环境中的关键信息，并做出较快的反应。

然而，正如古语所言：“好酒不怕瓶子小”，短期的紧张虽然能

让你火力全开，但如果这种状态长期持续，就会像悄无声息的“隐形窃贼”，一点点掠走你的认知储备。慢性压力不仅会引起大脑结构的不可逆改变，还会让你在面对复杂问题时陷入“认知隧道效应”，只关注眼前的威胁，而忽略了全局信息。这种从激励到侵蚀的转变，正是压力对大脑“既爱又恨”的双重作用。一项实验发现在体内主要的压力激素——皮质醇水平持续升高的情况下，人在检索长期记忆的表现会出现明显下降，平均回忆率降低约 30%。这一数据表明，长期高水平的压力激素会破坏记忆检索过程，使得原本储存的信息难以提取。

二、压力对大脑关键区域的影响

（一）前额叶皮质：高阶思维的指挥中心

前额叶皮质是我们进行规划、决策和问题解决的重要区域。在急性压力下，这一区域能够迅速动员资源，帮助我们在紧急情况中迅速做出反应；一项研究对健康年轻人进行的急性心理压力实验发现在压力条件下，受试者的背外侧前额叶皮质活动显著下降，伴随工作记忆任务的反应时间延长约 15%。这一发现说明，急性压力会迅速影响前额叶皮质的神经活动，从而削弱其对注意力和工作记忆的调控能力。

（二）海马体：记忆的储存库

海马体在信息编码、储存与回忆中起着至关重要的作用，对皮质醇等压力激素非常敏感。适度压力可以暂时增强记忆巩固功能，帮助我们在短时间内牢牢记住关键信息；然而，一旦处于长期慢性压力下，皮质醇水平的持续升高会导致海马体神经元的萎缩，影响新生神经元的生成，从而出现记忆“漏斗效应”，使得信息在传输过程中不断流失。

（三）杏仁核：情绪与应激反应的核心

杏仁核主要负责情绪处理和威胁检测，是压力反应中的关键结构。在压力状态下，它会迅速被激活，促使我们对潜在威胁做出情绪化反应。短期内，这种激活能提高警觉性，使我们迅速应对危险；但若杏仁核长时间处于高活跃状态，就会干扰前额叶皮质和海马体的正常功能，导致情绪调节失衡，进而加剧焦虑和恐惧情绪。这种持续的过度激活不仅会削弱我们的认知灵活性，还可能使人陷入一种消极的自我强化循环——焦虑越深，思考越困难。

三、压力对认知各维度的具体影响

（一）注意力：聚光灯下的闪烁

压力对注意力的影响具有明显的双重性。急性压力与慢性压力对注意力有着不同的影响，在急性压力状态下，个体常会出现短暂的注意力提升，仿佛大脑的聚光灯突然变得格外明亮，能够迅速捕捉环境中的关键信息。然而，这种优势往往是昙花一现。长期慢性压力会使得注意力逐渐狭窄，让人只盯着眼前的威胁而忽略了更广阔的信息背景。研究显示，长期处于高压状态的职场人士在处理复杂任务时错误率显著高于低压群体，他们更容易受到无关信息的干扰。这种注意力分散不仅影响学习和工作效率，也使得在面对多任务挑战时感到力不从心。

（二）记忆：既是火箭又是漏斗

记忆是大脑中一项既充满活力又极易受到干扰的功能。短期内，适量的压力能够促进记忆巩固，使得我们在考试或紧急情况下迅速记住关键信息；但当压力成为常态时，其负面效应便会显现。慢性压力会导致海马体神经元数量减少，使得信息在传输过程中频频丢失，导致短期记忆和长期记忆均受到严重干扰。这种现象不仅仅体现在实验室环境中，也常常在现实生活中出现——当你因连续数日高强度工作而感到记忆力“短路”时，这正是大脑向你发出的无声警告。

（三）决策：从灵活思考到刻板选择

在高压环境下，决策过程往往变得僵化而不灵活。前额叶皮质功能受损会使得我们在面对复杂局面时，倾向于依赖习惯性、自动化的反应，而缺乏必要的创造性思考。研究表明，慢性压力会抑制大脑中负责灵活决策的神经通路，同时激活那些驱动刻板行为的路径，从而导致实验动物在面对明显无效奖励时仍然固守旧有策略。这种决策僵化的现象在实际生活中也屡见不鲜，许多处于高压状态的人在紧急情况下往往会做出冲动且不合理的选择，影响个人和团队的整体表现。

四、压力中的大脑幽默

压力与认知功能之间的关系，正如一场大脑内的幽默对话，有时让我们在紧张中瞬间爆发，有时又令我们陷入迟钝和迷茫。在压力的作用下，大脑既可能进入“超人模式”，也可能陷入“迷失模式”。但当你在面对紧急考场、繁杂工作或是日常琐事所带来的重压时，不要忘了提醒自己：压力既是一种挑战，也是一种自然的生理反应。学会理解压力，正是走向更深层次认识自我和大脑奥秘的开始。

07 男女有别？认知视角的科学依据

你是否发现，身边的女性长辈似乎更容易出现记忆衰退？这不仅是生活观察，更是科学事实。当我们谈论认知障碍时，性别差异是一个不可忽略的主题：女性大脑的灰质密度更高，却更容易积累致病斑块；雌激素曾是神经系统的“保镖”，却在绝经后突然“辞职”。让我们从大脑扫描仪下的性别图谱，到社会角色中的认知隐形税，揭开这场“男女有别”的认知保卫战。

一、长寿的代价：女性为何“赢在起跑线，输在终点线”？

女性普遍比男性长寿——全球范围内，女性平均寿命比男性长5~7岁。这本存在一定的优势，却成了认知健康的“双刃剑”。阿尔茨海默病的最大风险因素是年龄，而女性在80岁后的人口比例显著高于男性。就像一场马拉松，女性虽然跑得更久，但后半程的“体力消耗”也更大。

而有趣的是，寿命差异并不能完全解释认知障碍的性别差异。研究显示，即使调整年龄因素，女性患阿尔茨海默病的风险仍比男性高1.2~1.7倍。这说明，还有其他隐藏因素在起作用。

二、大脑的性别密码：结构差异如何影响认知功能？

男女的大脑在结构上存在一些微妙的差异，这些差异与认知功能的表现密切相关。研究表明，女性在语言记忆方面表现出更强的优势，这主要是因为女性的海马体对雌激素更为敏感。然而，这种“语言记忆优势”可能带来一个“甜蜜的陷阱”，当阿尔茨海默病的病理出现时，女性由于认知储备较高，症状往往在晚期才被发现。此外，女性大脑中的Tau蛋白积累速度更快，特别是在更年期后，相同程度的Tau病理在女性中引发的认知衰退比男性要严重约20%。微胶质细胞是女性大脑中的免疫细胞，它们对β-淀粉样蛋白斑块的反应更为活跃，虽然在疾病的初期能有效清除毒素，但过度激活可能会加速神经元的损伤。科学研究还发现，女性的大脑葡萄糖代谢率比男性高出15%，对于能充分吸收营养、供给大脑的年轻身体来说尚是优势，但随着年龄的增长，营养吸收与代谢功能逐渐减退，能量危机逐渐显现，女性大脑可能会比男性更快走入“入不敷出”的境地。

三、基因里的战争：X染色体与*APOE ε4*的“共谋”

在基因层面，男女之间的差异显得尤为深远。女性拥有两条X染色体，相较于只有一条X染色体男性更容易受到X染色体的影响。一项研究表明，存在于X染色体上的*USP11*基因会促进Tau蛋白的乙酰化，导致女性更易出现Tau病理。此外，携带*APOE ε4*基因的女性，患阿尔茨海默病的风险是男性的4倍。研究表明，*APOE ε4*基因会削弱女性大脑清除β-淀粉样蛋白斑块的能力，但对男性影响较小。

四、激素波动：更年期是认知健康的“分水岭”

雌激素对大脑的保护作用被誉为“天然盔甲”。它通过激活线粒体PGC-1α蛋白，提高神经元的能量代谢效率。绝经后，失去雌激素的保护，女性大脑的葡萄糖代谢率下降30%，这一变化通常与阿尔茨海默病的早期病理同步。类似的，将雌激素分泌的主要器官——卵巢，切除后会使女性的阿尔茨海默病风险翻倍，患者在术后仅 10 年就可能出现海马体萎缩。幸运的是，动物实验显示，补充雌激素可能会逆转这种损伤，值得注意的是，补充雌激素虽然可能重塑大脑的“盔甲”，却并不是任何时候都能起效。有研究表明，在更年期初期，即 50~55 岁，使用雌激素替代疗法可降低阿尔茨海默病的风险，但 65 岁后使用反而可能增加痴呆的风险，这表明大脑有一个“黄金干预窗口”。雌激素仿佛是一把钥匙，能够在合适的时机为大脑打开健康的大门，但若时机不对，也许会锁死认知的通道。

五、社会角色的认知负担：当“超级女性”遇上脑健康

社会对女性的角色期望无形中加重了她们的认知负担。长期担任家庭照护者的女性，皮质醇水平持续升高，这会导致她们海马体的体积年均减少 2.3%，而男性仅为 1.2%。这一差异在阿尔茨海默病患者的配偶中尤为明显。在多任务处理时，前额叶皮质的激活更强，这种“高效模式”需要消耗更多的神经资源，可能会加速与年龄相关的认知衰退。此外，20 世纪初出生的女性普遍受教育程度较低，而低教育水平是阿尔茨海默病的一个重要风险因素。幸运的是，现如今年轻女性的教育水平逐渐反超男性，这或许会改变未来阿尔茨海默病的性别差异。这不禁让人反思，社会是否过度加压，赋予了女性“全能”的期望，最终成为大脑健康的负担。

当我们破解性别密码，看到的不是命运判决书，而是个性化防御路线图：或许未来会出现针对激素水平变化的特殊疗法，或是为女性定制的认知训练程序或是基于 *APOE* 基因型的个性化预防方案。正如神经科学家 Rebecca Shansky 所说：“承认性别差异不是制造对立，而是为了更精准地守护每个人的认知星空。”

下次看到母亲忘记关火时，请不要简单归咎于“年纪大了”。在

她的大脑里，一场由基因、激素和社会角色共同导演的认知保卫战，正进行到最激烈的章节。而我们能做的，是成为这场战役中最智慧的盟友。

08 慢性病与认知障碍：如何成为大脑健康的“隐形杀手”

当我们谈论高血压、糖尿病或冠心病时，往往关注其对心脏或代谢系统的损害。但最新研究揭示，这些慢性疾病正通过隐秘的血管网络，悄然侵蚀人类最珍贵的认知资产——大脑功能。2023年《高血压》期刊的突破性综述指出，超过50%的65岁以上人群存在脑小血管病变，而这种病变正是血管性认知障碍和痴呆的核心驱动因素。更令人警惕的是，英国生物银行对20万名中老年人的追踪发现，同时患有卒中、糖尿病和心肌梗死的人群，其痴呆风险是普通人群的5.5倍。这些数据揭示了一个残酷的真相：慢性共患病正通过多重机制，将人类认知功能推向衰退的深渊。

一、心脑血管疾病：侵蚀大脑的“沉默杀手”

（一）脑血管的致命病变

高血压对大脑的影响，就像是给脑血管“上了一道紧箍咒”，而这道紧箍咒可能会带来一系列麻烦。高血压引发的脑小血管病变是认知衰退的病理基础。尸检研究显示，脑小血管病变患者脑部存在三种典型损伤：血管壁纤维性增厚导致的动脉硬化、血管壁脂质沉积导致的脂透明变性和微动脉粥样硬化。这些病变会导致脑血流自动调节功能丧失，引发慢性缺血缺氧。磁共振成像可见的脑白质高信号正是这种缺血损伤的标志，其严重程度与执行功能下降呈线性相关。

举个例子，一名高血压患者，尽管规律服药，仍逐渐出现健忘和思维迟缓。磁共振成像显示其脑室周围脑白质高信号体积达 55cm³（正常<10cm³），神经心理学测试显示信息处理速度降低 40%。这就像大脑中的“交通信号灯”变得迟钝，信息传递变得不那么顺畅了。

（二）心与脑的恶性循环

心脏与大脑的关系，就像是“心有灵犀一点通”，但当心脏出现问题时，这种联系可能会变成“恶性循环”。房颤患者因心脏泵血效率下降，脑血流量减少 15%~20%，导致海马体体积年萎缩率增加 0.8%。而在心力衰竭患者中，40% 存在显著认知障碍，其蒙特利尔认知评估评分平均降低 4 分。想象一下，心脏就像是大脑的“营养泵”，当这个泵出现问题时，大脑的“营养供应”就会受到影响。这种影响不仅会损害认知功能，还可能加速认知衰退的过程。因此，保护心脏健康，预防和治疗心脏疾病，对于维持大脑功能同样重要。

二、代谢紊乱：糖毒性与氧化应激的双重打击

（一）糖尿病：甜蜜的认知毒药

长期高血糖对大脑的影响，就像是给大脑“上了一层糖霜”，而这层糖霜却可能带来意想不到的麻烦。当血糖水平长期居高不下时，糖分会在体内与蛋白质结合，形成一种有害物质——晚期糖基化终产物。这些物质在阿尔茨海默病患者的大脑中沉积量是健康人群的 3 倍。想象一下，这些沉积物就像是大脑中的“糖渍”，会引发炎症反应，损害神经元，像“吃糖长蛀牙”一样导致认知功能被“侵蚀”。

不仅如此，长期高血糖还会导致胰岛素抵抗，特别是在海马区，

这一区域对学习和记忆至关重要。研究表明，糖尿病患者的海马区胰岛素受体密度下降 50%，这会阻碍突触可塑性，影响神经元之间的连接和信息传递。此外，糖尿病患者常常伴有微血管并发症，这些并发症不仅影响眼睛和肾脏，还会影响大脑。研究发现，糖尿病患者的视网膜病变程度与脑白质病变体积呈正相关。脑白质病变会导致脑血流灌注不足，影响大脑的正常功能，进而导致认知功能下降。这就像是大脑中的“交通堵塞”，营养和氧气无法及时送达，影响了大脑的正常运转。

（二）肥胖：脂肪组织的神经毒性

你知道吗？肥胖不仅会影响你的身材，还可能悄悄地影响你的大脑功能。当内脏脂肪增加时，身体会减少脂联素的分泌，同时出现瘦素抵抗。这听起来可能有点复杂，但简单来说，这些变化会导致血脑屏障的通透性增加 30%。这意味着更多的有害物质可以进入大脑，影响神经元的正常工作。

研究发现，肥胖人群的脑脊液中，β-淀粉样蛋白的清除效率降低了 25%，这种蛋白质的积累与阿尔茨海默病的发生密切相关。想象一下，如果你的大脑是一个城市，这些蛋白质就像是城市里的垃圾，如果清除效率降低，垃圾就会堆积，最终影响城市的正常运转。

还有更惊人的发现：体重指数［BMI，体重（kg）÷身高的平方（m^2）］每增加 5kg/m^2，颞叶皮质的厚度就会减少 0.1mm。颞叶皮质是大脑中负责记忆和学习的重要区域，它的变薄意味着认知功能可能会受到影响。想象一下，如果你的大脑是一本书，颞叶皮质就是书中的重要章节，每增加 5kg/m^2，这些章节就会变薄一点，最终影响整本书的内容。

这些变化不仅影响大脑的结构，还可能导致认知功能的显著下降。因此，保持健康的体重和减少内脏脂肪，不仅是为了身材，更是为了保护你的大脑功能。下次当你面对高热量美食时，不妨想想这些有趣的事实，也许会帮助你做出更健康的选择。

三、多病共存：认知衰退的加速器

心脑血管疾病与代谢性疾病共存的“炎症风暴”。当心脑血管疾病与代谢性疾病“携手”出现时，身体内部可能会引发一场“炎症风暴”。这可不是普通的风暴，而是慢性炎症的持续暴发，对大脑的认知功能造成严重冲击。研究发现，炎症因子 IL-6 水平每升高 1pg/ml，认知衰退速度就会加快 0.5%/年。这就像大脑中的“炎症警报”被不断拉响，加速了认知功能的下滑。

同时，氧化应激标志物 8-羟基脱氧鸟苷（8-OHdG）在共病患者脑脊液中的浓度升高了 2.3 倍。氧化应激就像是大脑中的“自由基风暴”，不断侵蚀着神经元，导致认知功能受损。

四、共病对认知功能的“叠加效应”

这些共病对认知功能的影响，就像是“雪上加霜”，让认知衰退的速度和程度成倍增加。例如，一个研究发现，同时存在高血压和糖尿病的患者，其脑内微梗死数量是单一疾病患者的 3 倍。这就像大脑中的“小血管风暴”，不断引发微小的梗死，最终导致认知功能的显著下降。

另一个研究也发现，卒中合并糖尿病会使痴呆风险激增 6.8 倍。这就像大脑中的“认知风暴”，让痴呆的风险急剧上升。

有研究进一步指出，冠心病患者在执行功能测试中的得分每年下降 0.35 个标准差，而如果合并慢性阻塞性肺疾病，则降幅可达 0.68 个标准差，这就像大脑中的“功能风暴”，让执行功能的下降速度显著加快。

慢性共患病对认知功能的侵蚀是一个系统性、渐进性的过程，宛如一场悄无声息的“慢性风暴”。从严格控制血压到改善胰岛素敏感性，从抗炎治疗到血管重塑，每一步都至关重要。我们需要构建一个包含生活方式干预、药物精准治疗和新型生物技术的综合防御体系，全方位守护认知功能。

正如《柳叶刀》委员会所指出的，控制心脑血管危险因素可预防 40% 的痴呆病例。这不仅是一个医学问题，更是一个社会问题。这场保卫认知的战役，需要医患携手，更需要全社会的共同努力。在疾病尚未显露狰狞面目时，我们必须筑牢每一道防线，为未来的健康铺平道路。认知功能的保护，不仅是对个人的负责，更是对家庭和社会的负责。让我们共同努力，迎接这场挑战，守护每一个大脑的健康。

09 雾霾能否被“吸入”大脑？当空气污染悄悄影响认知功能

想象这样一个场景：你站在早高峰的街头，四周被灰蒙蒙的雾霾笼罩，车水马龙间夹杂着呛人的尾气，你忍不住捂住口鼻，心里想着这糟糕的空气到底会对身体造成多大伤害。科学界早已注意到空气污染与呼吸系统疾病的联系，但近年来，研究人员发现，空气污染的影响远不止于此；在你毫无察觉的时候，它可能正在悄然“渗透”进你的大脑，让你的记忆力、专注力慢慢下降，甚至增加罹患阿尔茨海默病的风险。

雾霾如何被“吸入”大脑？空气污染如何影响我们的认知功能？让我们一起揭开这个被忽视的健康威胁。

一、污染物的“隐形入侵”：它们是怎么进到大脑的？

你可能以为空气污染只是影响肺部，但事实远比这复杂。人们首次关注到空气污染物可能对大脑产生影响是在2002年。当时，科学家报告称，在墨西哥城空气污染的影响下，当地的狗出现了与阿尔茨海默病相关的神经病理学变化。此后，空气污染对人类认知功能的潜在影响开始得到科学界越来越多的关注。研究发现，空气中的微小颗粒，如PM2.5、二氧化氮等，可以通过呼吸系统进入血液循环，并进一步突破血脑屏障，直接影响大脑的正常运作。这些污染物可能会引发神经炎症，损害神经元，影响神经递质的传递，从而导致注意力下降、记忆力减退，甚至增加患痴呆症的风险。

科学研究表明，长期暴露于空气污染可能加速大脑老化，并与阿尔茨海默病等神经退行性疾病的发生密切相关。多项研究显示，长期居住在空气污染较严重地区的人群，其认知功能衰退速度远快于空气质量较好的地区。换句话说，你每天吸入的空气，或许也在决定你未来的大脑健康（图 3-9-1）。

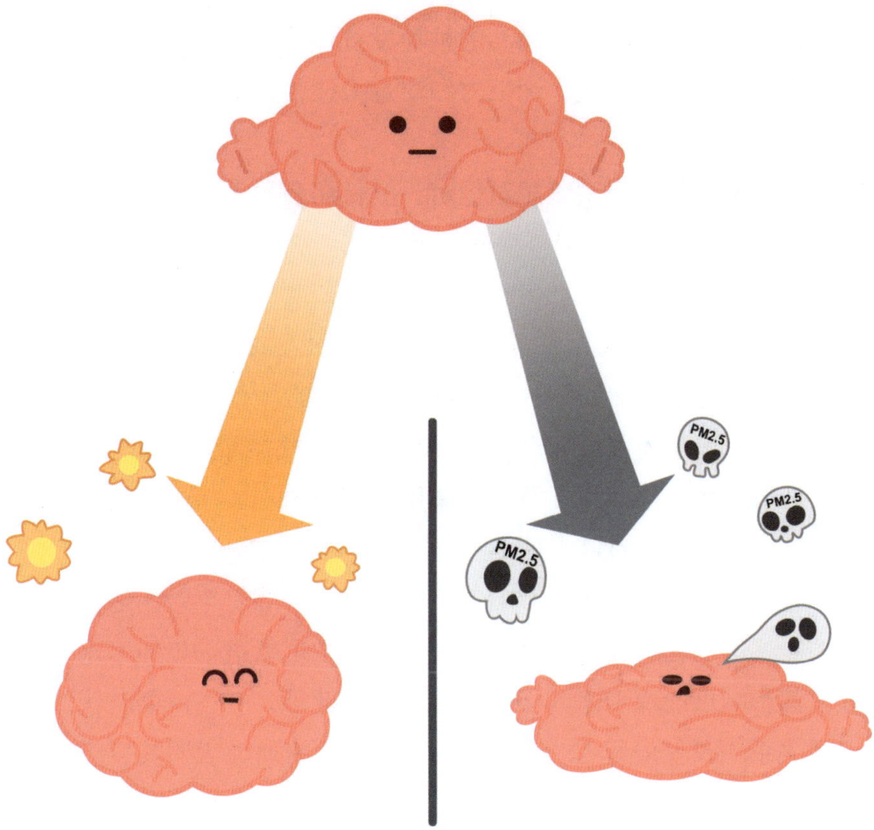

图 3-9-1　环境影响认知功能

二、谁是“重灾区”？空气污染如何影响不同人群？

空气污染威胁着所有人的认知健康，但对不同年龄段的人影响各不相同。

对于儿童来说，大脑仍处于快速发育阶段，神经网络尚未完全成熟，因此对外界环境的刺激更敏感。这种影响从妈妈肚子里可能就开始了：一项研究表明，产前暴露于三卤代甲烷、柴油和全氯乙烯等城市空气污染物与婴幼儿的神经发育和行为结果有关。暴露于在高污染环境中的儿童，记忆力和注意力往往差于空气质量较好的同龄人。

成年人虽然神经系统相对稳定，但长期暴露于污染环境中仍会带来认知功能下降的风险。研究结果表明，长期暴露在环境臭氧中会降低一些关于符号与数字相关能力的复杂测试的成绩，但不会降低简单反应时间测试的成绩。通过两种不同测试的方法得出结论：臭氧年浓度每增加十亿分之十（ppb），认知能力分别下降加速了 3.5 年和 5.3 年。许多人可能已经察觉到，在空气质量较差的日子里，自己更容易感到疲惫、注意力不集中，甚至出现头痛，这些都可能与空气污染对大脑的影响有关。

老年人是受空气污染影响最严重的群体。随着年龄的增长，大脑功能逐渐退化，而长期暴露于空气污染中可能进一步加速这一过程，其影响可能在未来几年内逐渐显现。此外，空气污染与认知衰退的关系不仅仅停留在“有关”的程度上，有研究表明其可能对关键发病机制产生潜在的影响。换句话说，空气污染可能正在悄悄“偷走”老年人的记忆。

三、如何为大脑打造“清新氧吧”？

在这个工业化的时代，空气污染或许已经不可避免地与现代生活“绑定”，但这并不意味着我们无能为力。提高空气质量、减少污染暴露、改善生活环境，都是保护大脑健康的重要措施。对于个人而言，我们可以尽量减少在污染严重的时段进行户外活动，佩戴防护口罩，增加室内空气净化措施，如果有条件可以在选择居住地时将绿化程度纳入考虑。

更重要的是，空气污染的防治不仅仅是个人的责任，它需要社会、政策、科技的多方努力。改善空气质量，不仅是为了我们的肺，更是为了我们的大脑健康。毕竟，没有什么比一颗清醒、灵活的大脑更珍贵。

10 大脑的"活力加油站"：社交与认知功能

在一个普通的下午，你约上朋友喝咖啡，聊聊最近的趣事，或是在公园里和邻居寒暄几句，甚至只是在线上和朋友们分享一张有趣的图片。你可能觉得这只是日常生活的一部分，但这些看似不起眼的社交互动，实际上正在悄悄为你的大脑"充电"。

在现代社会，人际交往不仅是维持社会关系的基础，也是心理健康的重要支柱。然而，近年来的研究表明，社交活动不仅仅能带来情感支持，还可能成为延缓认知衰退、保护大脑健康的重要因素。从改善记忆力到增强神经连接，社交活动对大脑的影响比我们想象的要深远得多。那么，社交如何影响认知功能？缺乏社交会带来哪些危害？让我们一起探究社交活动对大脑的"神奇力量"。

一、社交是一剂"情绪维生素"

如果把大脑比作一台电脑，那么认知储备就像是它的"备用电池"，可以在衰老或疾病损害大脑时提供额外的支持。前文中，我们已经提及过认知储备的概念。研究表明，社交活动可以显著提升认知储备，帮助个体在面对认知挑战时更具韧性。一项针对老年人的数据库样本研究发现，对于60~69岁的老年人来说，社区里融入得越好就意味着有着更好的记忆力和反应速度。这可能是因为社交互动本身就是一项复杂的认知任务，需要调动语言、情绪理解、逻辑思维和即时反应等多个认知功能，从而在无形中锻炼了大脑。

社交活动不仅能刺激大脑，还能对心理健康产生深远影响。长期的孤独和缺乏社交互动往往与抑郁、焦虑等心理问题相关，而这些情绪障碍又会进一步损害认知功能。研究发现，定期参加社交活动的人，如参加社区聚会、志愿服务或兴趣小组，不仅更快乐，认知衰退的风险也更低。一项涉及数千名老年人的研究发现，与孤立无援的个体相比，拥有良好社交支持的人在情绪调节和压力应对方面表现得更好，从而间接保护了认知功能。积极的社交互动可以降低一种与压力相关的激素——皮质醇的水平，而慢性压力所导致的皮质醇水平升高正是导致大脑萎缩和认知衰退的罪魁祸首之一。

社交活动不仅能影响心理状态，还能让大脑“筋骨强健”，对大脑的物理结构产生积极作用。大脑是一种高度可塑的器官，可以通过不断的刺激来增强神经连接和灰质体积。研究发现，社交活跃的人大脑中的关键区域，如与记忆相关的海马体和与决策和社交行为相关的前额叶皮质的体积更大。此外，社交活动还能促进神经元之间的连接，加强脑网络的功能完整性，延缓大脑老化的进程：一项脑成像研究表明，社交互动频繁的个体，其大脑白质完整性较高，这意味着信息传输更高效，从而有助于维持认知功能的稳定性。

二、孤独如何侵蚀大脑健康?

尽管社交活动对大脑健康如此重要，但现实情况是，许多人却正在经历社交孤立。孤独不仅仅是“没有朋友”那么简单，它指的是个体主观上感受到的社交需求得不到满足，产生孤独感。与社交隔离不同，孤独感可以发生在任何年龄段，甚至在有人陪伴的情况下仍然存在。研究表明，孤独在老年群体中尤为普遍，特别是在配偶去世、身体健康下降或社会角色改变之后。一项针对全球老年人口的调查发现，大约 1/4 的老年人经历过长期孤独，而这种孤独感不仅影响心理健康，还可能对大脑产生深远影响。

研究发现，孤独与多种认知功能的下降密切相关，包括记忆力减退、注意力涣散和执行功能受损。孤独可能通过多种机制影响大脑健康，例如增加慢性炎症水平、升高应激激素、减少神经元之间的连接等。一项大规模研究表明，长期孤独的个体，其海马体体积显著缩小，而海马体正是掌管记忆和学习的重要大脑区域。

除了影响认知能力，孤独还可能引发一系列心理健康问题，如抑郁和焦虑。这些情绪障碍会形成一个恶性循环，使个体更加不愿意社交，进一步加速认知能力的下降。研究表明，长期孤独感的人群，其罹患抑郁症的风险比非孤独个体高出 2~3 倍，而抑郁本身就是认知衰退的重要诱因。一项长期跟踪研究发现，孤独的个体在随访期间出现认知障碍的概率比社交活跃的个体高出 70%。

三、社交是认知健康的“保护罩”，孤独是隐形杀手

社交不仅是维系人际关系的工具，更是大脑健康的重要支柱。从增加认知储备、促进大脑神经连接，到改善心理状态、降低抑郁和焦虑风险，社交活动在多个层面保护着我们的认知功能。每一次交谈、每一次聚会，甚至是一句简单的问候，都可能成为锻炼大脑的“营养剂”，帮助我们保持思维敏捷、记忆清晰。

相反，长期的孤独和社交隔离却像一把隐形的“慢刀”，悄无声息地削弱大脑功能。孤独不仅会加速认知能力下降，还可能引发抑郁、焦虑等心理问题，形成恶性循环。研究表明，缺乏社交互动的人在老年时期患痴呆症的风险显著增加，而这一风险往往被人们低估（图 3-10-1）。

面对这一现实，我们可以做些什么？主动维持社交关系，哪怕是简单的社交互动，都能为大脑带来长期的保护。未来，关于社交与认知健康的研究仍在不断深入。或许，在不久的将来，我们可以找到更科学、更有效的方法来利用社交活动延缓认知衰退。但在此

之前，我们可以做的，就是主动走出去，与世界保持联结——因为社交不仅让生活更丰富，也让大脑更“坚强”。

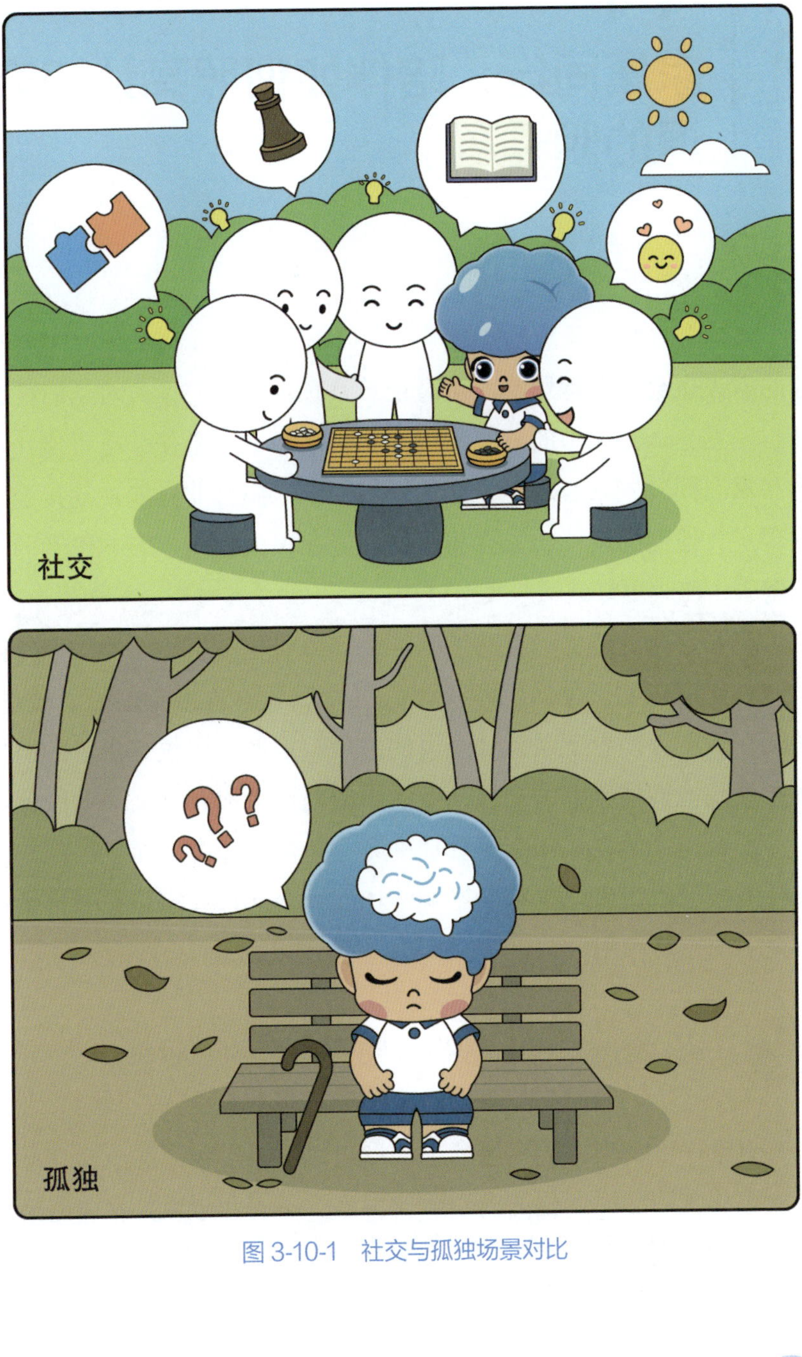

图 3-10-1　社交与孤独场景对比

11 家属同行：陪伴如何照亮认知衰退的阴霾

当一个人开始经历认知衰退，不仅是他个人的生活发生了变化，他的家人也会被深深影响。从忘记日常琐事，到与亲人对话时的迟疑与困惑，认知能力的下降不仅带来了生活上的不便，也可能让患者和家属同时陷入心理压力之中。然而，家属并非只能被动接受这一现实，他们的陪伴、关爱和支持，能在很大程度上影响患者的认知健康，使其更好地适应衰退过程。

随着全球老龄化趋势的加剧，认知障碍相关疾病的发病率持续上升。研究表明，家属的积极介入可以显著改善患者的生活质量，甚至在一定程度上延缓认知衰退的进展。家属不仅仅是患者的照护者，更是他们情感上的支柱、生活中的辅助者以及社交活动的促进者。那么，家属在认知衰退管理中究竟扮演着怎样的角色？他们的支持方式会对患者产生哪些影响？让我们一起探讨家属在对抗认知衰退中的重要作用。

一、情感陪伴：提供认知衰退中的“安全感”

想象一下，当一个人渐渐忘记身边熟悉的事物，甚至连自己的亲人都感到陌生时，他的内心会充满多少不安和恐惧？家属的情感陪伴在此时就显得尤为重要。稳定的家庭关系和积极的情感支持，能够极大程度缓解患者的焦虑和孤独感，让他们在面对认知功能下降时依然保持心理上的稳定。

与患者进行日常交流，即使只是一起回忆往事、谈论天气，或是握住他们的手给予温暖的触感，都能在无形中增强他们的安全感和归属感。耐心倾听患者的表达，避免频繁纠正他们的记忆错误，也能减少他们的挫败感和情绪波动。研究表明，那些得到充足情感支持的认知衰退患者，其焦虑和抑郁的发生率明显较低，认知能力下降的速度也相对较慢。

二、家属支持如何影响患者心理健康？

认知衰退不仅影响思维能力，还可能引发一系列心理健康问题，如抑郁和社交退缩。而家属的支持，可以成为抵御这些负面情绪的“防火墙”。当患者感受到来自家人的温暖和理解，他们对生活的信心和适应能力也会增强。研究表明，家庭关系融洽的认知衰退患者，在情绪管理和生活满意度上往往优于缺乏家属支持的个体。

此外，家属的积极互动还能促使患者保持更健康的生活方式，例如参与更多社交活动、维持规律的作息等，而这些行为反过来也会对患者的认知健康产生积极影响。因此，家属不仅是患者的情感寄托，更是他们心理健康的守护者。

三、过度保护与忽视：双重不利影响

然而，家属的态度并不总是正面的。过度保护患者可能让他们丧失独立性，使大脑缺乏足够的刺激，反而加速认知能力的退化。例如，一些家属在患者出现遗忘或判断力下降时，会选择事事代劳，甚至限制他们的活动范围，以避免出现错误或危险。然而，缺乏主动思考和行动的机会，反而可能让患者的大脑变得更加迟钝，进而加速退化进程。

相反，若家属表现出不耐烦、不理解甚至消极对待患者的变化，则可能让患者陷入焦虑和自责之中，进一步加剧认知功能的下降。因此，找到合理的支持方式，既尊重患者的独立性，又在必要时给予帮助，是家属需要学习的重要技能。

四、家属的力量，让认知衰退不再孤单

家属不仅是认知衰退患者的照护者，更是他们生活中的重要伙伴。从情感陪伴、日常管理到社交互动，家属的积极参与可以显著改善患者的心理状态，并延缓认知功能的下降。然而，家属的态度和方式同样影响深远，过度保护或缺乏耐心可能适得其反。因此，如何在支持患者的同时，尊重他们的独立性，是家属需要不断探索的课题。

认知衰退是一场需要长期应对的挑战，而家属的理解、耐心和关爱，是患者最坚实的依靠。社会应当给予家属更多的支持，例如提供专业培训、心理辅导和资源共享平台，让家属在照护患者的同时，也能照顾好自己的身心健康。只有家属和患者携手同行，才能真正实现对抗认知衰退的目标。

12 身外之物亦能影响脑内所想：卫生经济与认知守护

想象一下：同样年龄的孩子，一个在堆满书籍的房间里学习编程，另一个在嘈杂的街边摊位帮忙算账，十年后，他们的大脑会发生什么差异？社会经济地位如同“看不见的营养剂”，持续影响人类的认知发育——这不是简单的“穷笨富聪明”，而是一场关于资源分配如何重塑神经回路的科学启示。当我们追求教育公平、最低工资时，事实上也在助力整个社会的智能进化。

收入、职业、教育资源、社区环境，这些因素如何影响我们的认知能力？在东西方不同的社会文化背景下，这些影响有何差异？接下来，我们一起聊聊这些社会经济因素对大脑健康的潜在影响，看看它们在全球不同地区的表现差异。

一、社会经济地位与认知功能

你有没有想过，个人的经济状况、教育背景甚至所处的职业位置，可能在很大程度上决定了认知能力的好坏？为了定义这种状况，通过一些可评估的指标把经济因素纳入考虑，学者在研究中引入了社会经济地位这一概念，通过收入、教育和职业等情况经过数据化的处理，以期量化、综合地对一个人所处的社会地位及经济水平进行评估。

在国外，研究早就发现，低社会经济地位的个体在执行功能、记忆力和注意力等认知能力上的表现常常不如高社会经济地位的个体，认知衰退速度也更快。这可能是因为，高社会经济地位的人通常能享受到更好的医疗资源和生活条件，从而更容易维持认知健康；而低社会经济地位的人群常常面临更多的经济压力、更差的生活条件和健康资源，这些因素会对他们的大脑健康产生叠加影响，让他们的认知功能提前“退休”。

二、社区环境与认知功能

你有没有注意到，生活的社区环境对你的心情和健康有多大的影响？事实上，社区环境对于认知健康的作用比我们想象的要大得多。一个富有活力、充满社交活动的社区能够刺激大脑，增加认知储备，有助于大脑健康。相反，居住在社交圈小、缺乏社交活动的社区，可能会导致认知能力的下降。

在国外，研究发现居住在社交活动丰富、医疗设施完善的社区中的老年人，其认知健康状况要明显好于居住在贫困社区的老年人。社区中的文化活动、志愿者服务等可以为老年人提供丰富的精神和社交支持，这些都能有效延缓认知衰退。

我国无论是城镇还是乡村社区也都有丰富的社区活动，不仅包括棋牌、书法等智力活动，更有“广场舞”一类的体育运动，这些以社区为单位的活动组织集合了前文所介绍的认知活动、体力活动以及社交活动对于大脑的贡献，对认知健康的整体提升有着极大的好处。

三、国内外差异：社会经济因素在不同社会环境中的作用

社会经济因素对认知健康的影响在不同国家和地区存在显著差异，在西方国家，尤其是美国和欧洲，低社会经济地位、低教育水平和收入水平低的群体，其认知功能下降得更快，认知衰退的风险

也更高。这主要归因于西方国家普遍的生活方式、教育体系、医疗资源分配和社会保障制度。而这些因素在中国的影响则较为复杂，受到传统文化和家庭结构的深刻影响。在中国，由于社会结构和家庭支持网络的不同，社区环境对认知功能的影响可能并不像西方那样明显。中国很多地区的老年人依然受到家庭支持的影响较大，尤其是在城市化进程较快的地方，家庭成员的支持和陪伴对老年人的认知健康起到了至关重要的作用。

在中国，家庭支持和文化习惯往往能在一定程度上弥补经济因素对认知健康的影响。中国家庭普遍重视对老年人的照顾和陪伴，尤其是在农村地区，子女与父母同住的情况较为普遍，这为老年人的认知健康提供了保障。此外，中国近年来在医疗保障体系方面也取得了长足进展，尤其是在基础医疗设施的改善和健康保险覆盖面扩大后，低收入群体的认知健康状况有所改善。

但与此同时，随着我国城市化进程的加快，经济差距逐渐拉大，低收入群体的认知健康问题也逐步显现：在大城市和发达地区，社区环境对认知健康的支持较为显著，医疗资源丰富，社交活动活跃；在经济较为落后的地区，医疗资源不足、教育机会有限、社会支持网络不健全等问题依然影响着认知功能的维护，尤其是对于一些社区资源极度匮乏、社交支持严重不足的偏远地区，相较社会一般水平，这些地区的老年人群面临着更大的认知衰退风险。因此，尽管中国的文化背景与西方国家有所不同，但社会经济因素对认知功能的影响仍然不可忽视。

社会经济因素对认知功能的影响是多方面的，涵盖了社会经济地位、教育水平、收入以及社区环境等多个维度。这些因素不仅决定了个体的认知健康，还通过多种途径影响认知衰退的速度和程度。尽管在中国，家庭支持和文化背景可能在某种程度上减轻了社会经济因素对认知功能的负面影响，但随着社会经济结构的变化，低收入和低社会经济地位或社会阶层群体的认知健康问题依然不容忽视。

事实上，当我们在早市挑选新鲜的果蔬、在社区广场跳起广场舞、在医保窗口咨询报销政策时，我们无形中都参与着一场关乎全民认知健康的战斗。卫生经济学研究正在为我们揭示一个充满希望的真相：通过改善教育资源的分配、优化社会保障网络、营造更加包容的社区环境，我们完全有能力构建一个守护认知健康的安全网。而这张网的每一根经纬线，都需要政策制定者的远见、社区工作者的细心，以及每个普通人对健康生活的坚持。毕竟，最感人的认知防护故事，永远发生在日常生活中，每一次相互扶持、每一次关怀互助，都是这张安全网的一部分。

13 科技与认知：数字时代的大脑挑战与机遇

您是否发现，自从手机里装了待办清单 APP 后，反而更难记住朋友的生日？当家里的老人学会视频通话时，他们眼里的光芒是否让您想起孩子第一次拿到平板电脑的兴奋？

爷爷用平板电脑学习书法教学视频，孙子却在手游世界里激战正酣；中学课堂上，学生们通过虚拟现实设备“走进”古遗址，而教室后排的几个孩子正偷偷刷着短视频——这些场景正是数字时代认知变革的微缩图景。当第八届世界互联网大会展示着脑机接口技术时，我们既惊叹于科技赋予认知的无限可能，也需要思考：如何在数字浪潮中守护每个人的“认知灯塔”？

我们正站在人类认知革命的十字路口——手里的智能设备既是认知加速器，也可能是注意力黑洞。今天，让我们一起拆解这场发生在大脑皮质里的数字冒险。

一、数字时代的认知机遇：全龄段的智慧赋能

数字时代不仅为成长中的青少年儿童带来了认知发展机遇，也在不同年龄阶段为人们提供了全新的学习和互动方式。从幼儿早期教育到老年认知训练，科技的进步正在拓展认知的边界，为人类大脑带来前所未有的挑战与机遇。

互动体验、社交媒体和数字游戏是数字时代赋能认知的重要方

式。科技馆通过互动装置提供沉浸式体验，让参观者在趣味探索中加深理解。例如，虚拟现实技术让人们得以“亲历”历史事件或物理现象，多感官交互增强了学习效果，尤其能激发儿童和青少年的学习兴趣。

与此同时，社交媒体不仅是信息传播的平台，也影响着我们的情绪和认知能力。分享与讨论让人们更容易理解复杂情绪，提高认知灵活性。用户通过表情符号、短视频等方式表达自我，这种互动性有助于增强情绪共鸣，提升社交认知能力。

此外，数字游戏的兴起为认知训练提供了新的可能性。许多游戏设计融合了注意力训练、记忆力挑战和逻辑思维发展。例如，一些基于物理原理的游戏让玩家在解决谜题的过程中学习科学知识。这种寓教于乐的方式不仅受到儿童和青少年的喜爱，也在成人甚至老年群体中展现出促进认知健康的潜力。

二、数字时代的认知挑战：机遇与隐忧并存

在数字技术带来便利的同时，它也对我们的认知能力提出了新的挑战。过度使用数字设备、沉迷虚拟社交以及对智能工具的高度依赖，可能影响大脑的专注力、社交能力以及深度思考能力。如何在享受科技红利的同时规避潜在风险，是我们必须正视的问题。长时间使用数字设备可能导致认知疲劳，影响注意力和记忆力。研究证实，系统响应延迟会影响用户参与度和满意度，这可能是长时间使用数字设备导致注意力分散和认知疲劳的体现，而信息处理速度的下降与认知疲劳有关，因此证实了长时间使用数字设备可能导致认知疲劳的观点。信息过载和快速切换的界面设计让大脑难以集中精力，这种“数字分心”现象对认知功能的负面影响不容忽视。

与此同时，社交媒体的普及改变了人们的社交方式。虽然它拓展了人际交往的边界，但也可能导致现实社交能力的退化。过度依赖虚拟社交可能让人在现实生活中感到孤立，这种“数字孤独”现

象对心理健康和认知功能都有负面影响。2013 年出版的 *Computers in Human Behavior* 一书中表明，社交媒体中的时间线索可以传递社会信息，但这种虚拟社交可能缺乏真实社交的深度和情感连接，这种“轻量化”社交可能削弱人们的情绪共鸣和同理心。

三、在数字海洋里守护认知灯塔

下次看到孩子沉迷游戏时，先别急着没收手机——试试邀请他教您通关，说不定能激活他当“小老师”的成就感。当老年人对着智能电视手足无措时，不妨把教学变成亲子游戏，您会发现他们的学习能力远超预期。

数字时代的认知守护，从来不是非黑即白的选择题。就像吃火锅要搭配凉茶，刷完短视频不妨读首诗。记住：科技应该是拓展认知边疆的登山杖，而不是取代思考的电动轮椅。当我们学会在比特流与神经元之间优雅起舞，就能真正成为科技的主人——毕竟，能同时享受电子书墨香和纸质书触感的大脑，才是这个时代最性感的认知形态。

第四篇

开启健康大脑的生活指南

你是否想过，为什么有些人年过八旬依然思维敏捷，而有些人却早早陷入记忆的迷雾？答案或许就藏在我们的日常生活中——饮食、睡眠、运动、社交，这些看似平凡的生活习惯，正是守护大脑健康的关键。

北宋文豪苏轼曾写道：“水到渠成，不须预虑。”这句话不仅道出了自然规律，也揭示了健康生活的真谛。就像水流自然形成沟渠，健康的生活方式也会让大脑保持活力。苏轼一生坎坷，却始终保持着乐观的心态和规律的生活习惯。他热爱运动，常与友人登山临水；注重饮食，推崇清淡养生；更善于社交，以诗文会友，保持大脑的活跃。正是这些习惯，让他在逆境中依然才华横溢。健康的生活方式就像一把钥匙，能够打开守护记忆的大门。只要我们坚持健康的生活方式，就能为大脑筑起一道坚固的防线，远离认知障碍的困扰。

01 解锁中国饮食文化中的记忆元素

中国饮食文化，犹如一部宏大而深邃的史诗，源远流长，博大精深。八大菜系——川菜、湘菜、粤菜、闽菜、苏菜、浙菜、徽菜和鲁菜，宛如八颗璀璨的明珠，各自散发着独特的魅力，共同勾勒出中国餐饮文化的绚丽图谱。每一道菜肴，都承载着地域的风土人情，每一种口味，都蕴含着历史的深厚底蕴。

在健康领域，饮食与认知健康之间存在着千丝万缕的联系。近年来，越来越多的研究表明，饮食在预防和延缓认知障碍风险方面扮演着至关重要的角色。而我国丰富多样的八大菜系，与记忆衰退之间也有着密切的关联。了解这些菜系的饮食特色，或许能为我们降低认知障碍的风险提供新的思路。

鲁菜，作为八大菜系之首，以咸鲜为主，讲究火候和调味，宛如一位技艺精湛的老工匠，精心雕琢每一道菜品。其代表菜品如九转大肠，色泽红润，质地软嫩，甜、酸、苦、辣、咸五味俱全，口感丰富而有层次；葱烧海参则以葱香浓郁、海参软糯鲜美而闻名。鲁菜烹饪中对食材原汁原味的保留，能让人体获取到丰富的蛋白质、矿物质等多种营养元素，为大脑正常运转提供必要的物质基础。就如海参富含蛋白质和多种微量元素，有助于维持神经系统的正常功能。但是，部分菜品中大量的饱和脂肪和胆固醇，长期大量食用，可能会促进 β-淀粉样蛋白的沉积，而这正是阿尔茨海默病的主要病理特征之一。就像给大脑的“电路”蒙上了一层厚厚的污垢，影响其正常运转。

徽菜，重油重色，擅长烧炖，仿佛一位身着厚重色彩长袍的艺术家，用独特的方式诠释着美食的魅力。臭鳜鱼便是其代表之一，初闻有一股特殊的“臭”味，然而入口却肉质鲜嫩，醇香入味，令人回味无穷。徽菜中使用的一些食材，如豆制品、各类菌菇等，都含有丰富的维生素、矿物质以及膳食纤维，对身体的整体健康有益，从而间接维持大脑的正常生理功能。但徽菜部分菜品中脂肪含量较高，这些成分就像大脑健康的“隐形杀手”，可引发氧化应激，损害脑血管功能，进而增加痴呆的风险。

川菜和湘菜，以麻辣鲜香为主，口味浓郁，宛如热情奔放的舞者，用火辣的味道点燃人们的味蕾。剁椒鱼头，鲜红的剁椒覆盖在肥美的鱼头上，蒸制后，鱼肉鲜嫩，剁椒的鲜辣与鱼肉的鲜美完美融合；腊味合蒸则汇聚了各种腊味的醇厚香味，让人食欲大增。这类菜系中不乏富含维生素 C、辣椒素等有益成分的食材。辣椒素具有一定的抗氧化和抗炎特性，少量辣椒素在一定程度上可能有助于保护神经细胞。然而，川菜和湘菜中经常使用大量红油、辣椒及腌制食品，高盐、高脂肪的特点较为突出，可能增加炎症反应的风险，影响认知功能。例如，过量摄入红肉、加工肉类，就像往身体里注入了炎症的“催化剂”，而炎症被认为是神经退化的驱动因素之一。

粤菜和浙菜，注重食材本味，宛如清新脱俗的仙子，展现着食材最原始的鲜美。西湖醋鱼，鱼肉鲜嫩，带着淡淡的酸甜味，仿佛是江南水乡的一抹温柔；龙井虾仁，虾仁洁白鲜嫩，搭配嫩绿的龙井茶叶，清香扑鼻，宛如一幅淡雅的水墨画。绿叶蔬菜具有抗氧化成分，有助于降低炎症反应，延缓认知衰退。ω-3 脂肪酸中的 DHA 能够改善神经元功能，就像给大脑的“电池”充电，降低痴呆风险。

苏菜，口味偏甜，刀工精细，犹如一位细腻温婉的女子，精心打造每一道菜品。松鼠鳜鱼，造型逼真，外酥里嫩，浇上酸甜可口的卤汁，让人回味无穷；鸡汁煮干丝，细如发丝，浓郁鲜美，尽显苏菜精致。苏菜中的一些食材，如河鲜、豆制品等，富含大量的优质蛋白质和钙、铁等微量元素，对维持大脑正常的生理活动具有积极作用。然而，部分苏菜菜品含糖量较高，过量摄入可能会增加胰岛素抵抗，影响大脑代谢功能。研究指出，高糖饮食与大脑海马体体积缩小相关，而海马体可是记忆形成的关键区域，就像记忆的“储存仓库”，一旦受损，记忆也会受到影响。

闽菜，以山珍海味为主，口味清淡，多与药膳食材搭配，仿佛一位神秘的养生大师，将美食与养生完美结合。佛跳墙，汇聚了鲍鱼、鱼翅、干贝、鸽蛋等多种珍贵食材，汤汁浓郁，营养丰富；荔枝肉，形似荔枝，酸甜可口，别具风味。其富含优质蛋白质和抗氧化成分，有助于保护大脑健康。而药膳中常用的姜黄素，如咖喱，具有抗炎抗氧化作用，可能降低痴呆发病率，为大脑健康撑起一把“保护伞”。像鲍鱼、海参等食材富含多种氨基酸和矿物质，能够为大脑提供充足的养分，维持其正常的功能。

许多传统菜肴不仅仅是满足口腹之欲的食物，它们更像是一把把钥匙，唤起人们对某件事情、某个地点和某个人物的深刻记忆，为人们提供温暖的心理安慰。因此，将健康的饮食方式融入认知障碍患者的生活中，不仅能改善他们的营养状况，还能提高他们的幸福感。

那么，如何让这些美味的食物对大脑更健康呢？《中国居民膳食指南（2022）》中提出平衡膳食准则：食物多样、合理搭配；多吃蔬果、奶类、全谷物、大豆；适量吃鱼、禽、蛋、瘦肉；少盐少油，控糖限酒；规律进餐，足量饮水；会烹会选，会看标签。在每日的饮食文化中，可以控制鲁菜、川菜、湘菜中的高盐、高脂肪含量的菜品摄入，避免食用培根、香肠等过多加工肉类。在烹饪方式上，多采用蒸、煮、炖等健康方式，避免油炸和腌制食品的摄入。此外，减少精制糖和反式脂肪的摄入，有助于降低炎症反应。可以多食用粤菜、闽菜、浙菜中的鱼类、豆类、坚果和新鲜蔬菜，补充 ω-3 多不饱和脂肪酸和抗氧化物质。日常生活中，不妨在膳食指南的基础上遵循这个健脑饮食原则来安排你餐桌上的美食。

全谷每日三份强，
绿叶蔬菜日日香。
浆果每周两份畅，
坚果五份周中享。
豆鱼肉奶天天补，
鲜鱼家禽两三尝。
红肉制品频次降，
糖果甜点忌过量，
健康生活岁月长。

02 全谷每日三份强——碳水化合物

碳水化合物是大脑的主要能量来源。在中国传统饮食文化中，碳水化合物是“五谷为养”的核心，五谷主要是指稻、黍、稷、麦、菽，也就是我们现在所说的大米、黄米、小米、小麦、豆类等谷物。它们被认为是维持人体生命活动和健康的基本食物。从北方的馒头、南方的米饭到西北的荞麦面，它们不仅是能量之源，更与大脑健康密切相关。碳水化合物作为“燃料”为大脑的学习和记忆功能提供动力。大脑每天消耗人体约 20% 的能量，而碳水化合物分解产生的葡萄糖是其主要能源。若长期摄入不足，会导致大脑供能不足，出现记忆力减退、反应迟钝等问题。此外，它还参与制造神经递质，这些化学物质作为信使确保脑细胞之间能够顺畅“对话”。

碳水化合物的种类与质量差异，对认知功能和记忆衰退的影响截然不同。一项研究发现，以精米白面为主食的低质量碳水化合物会加速认知衰退，认知功能评分下降速度显著加快。高质量碳水化合物和低质量碳水化合物具体详见图 4-2-1、图 4-2-2。

除此之外，碳水化合物的摄入量也非常重要。最新的《中国居民膳食营养素参考摄入量（2023 版）》推荐成年人膳食中产能营养素供能百分比应为，碳水化合物 50%~65%，脂肪 20%~30%，蛋白质 10%~15%，年龄越小，脂肪供能占总能量的比重应适当增加。需要注意的是，如果一位成年人每日已经摄取了足量的米饭、馒头等碳水化合物，同时还饮用了含添加糖的可乐或奶茶等饮料，那么“甜蜜”的负担就会悄然而至。研究发现，长期摄入过多的碳水化

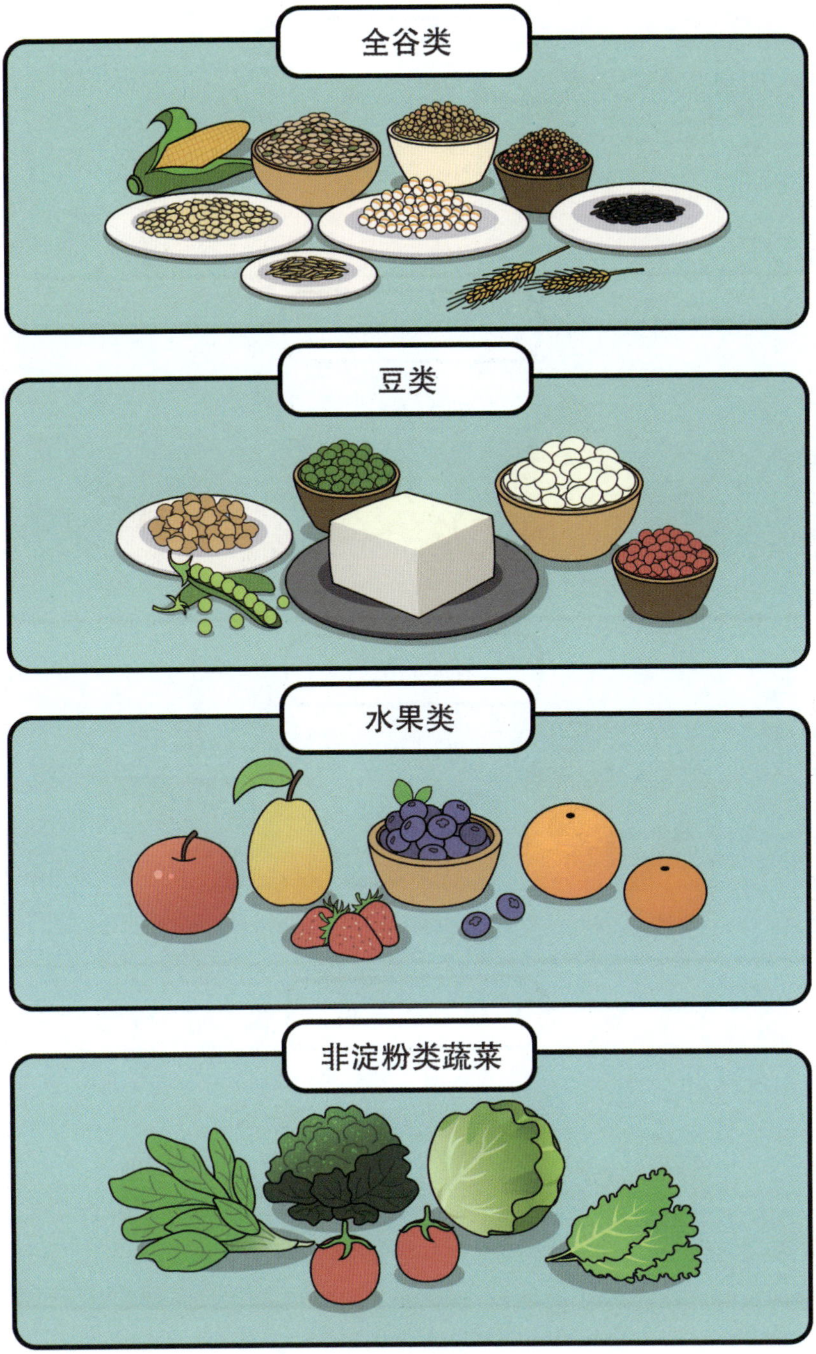

图 4-2-1 高质量碳水化合物来源分类

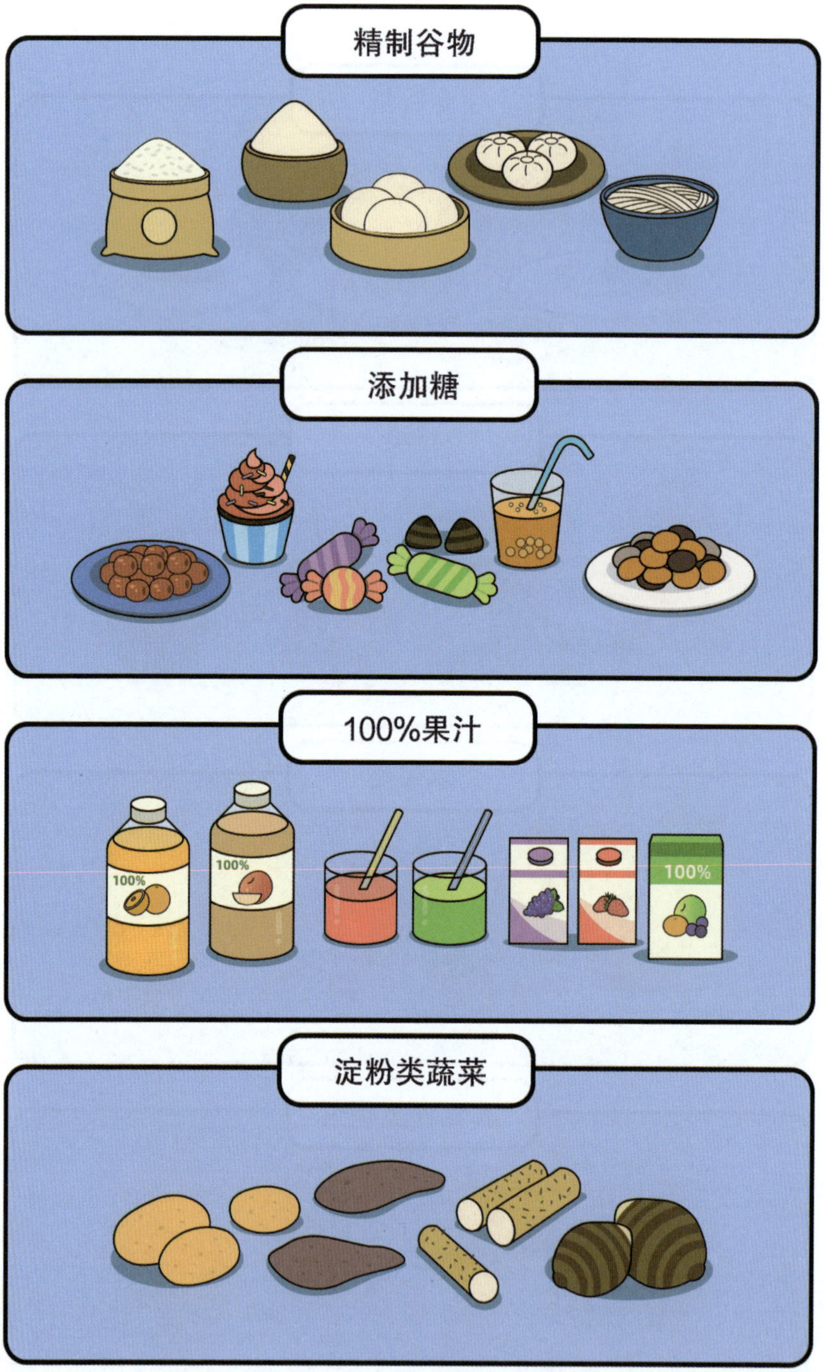
精制谷物
添加糖
100%果汁
100%
100%
100%
淀粉类蔬菜

图 4-2-2　低质量碳水化合物来源分类

合物和添加糖，会引发大脑的炎症反应、产生过多自由基、干扰神经递质平衡，甚至可能损害保护大脑的“安全屏障”——血脑屏障。同时，也可导致胰岛素抵抗和慢性炎症，加速脑细胞衰老。

我国各地碳水化合物种类和质量存在诸多不同。北方地区以小麦、玉米、高粱等谷物为主，衍生出丰富的面食，像山西有据可查的面食达280余种，有刀削面、一根面等，山东的馒头、煎饼很有特色，山东煎饼可卷各种食材。谷物多为全麦或粗加工状态，保留较多膳食纤维、维生素和矿物质等营养成分。例如全麦面粉制作的面食，相对精制面粉，含有更多的B族维生素等，能为大脑供能的同时，还能支持神经系统正常运作。南方地区主要以水稻为主，有各种米饭，如扬州炒饭、米粉、米线等特色美食。江浙沪地区有小笼包、春卷、汤圆等精致点心。大米通常经过精细加工，口感更软糯，但在加工中会损失部分营养。不过南方的一些糙米、红米等保留了更多营养成分，属于质量较高的碳水。江浙沪的点心多以精细米面为原料，常搭配肉类、蔬菜等馅料，营养较丰富。西北地区除了面，还有小米、荞麦等杂粮，如陕西的小米粥，陕北的荞面饸饹等。杂粮富含膳食纤维、矿物质和维生素，像荞麦中的芦丁等成分，对心血管和大脑健康有益。西南地区除大米外，红薯、土豆等薯类也很常见，还有用糯米制作的特色小吃，如贵州的糯米饭等。薯类是优质碳水化合物来源，富含膳食纤维、维生素A、钾等，能缓慢释放能量，维持血糖稳定。糯米虽黏性大、消化吸收相对较慢，但能提供持久能量，且含有一定的蛋白质、维生素等营养。在碳水化合物的选择与搭配上，你可以有意识地食用高质量碳水化合物，在保留原有食物口感的同时可使用部分高质量食物替代低碳水化合物进行制作，为大脑的认知功能赋能。

每日三餐都应该有碳水化合物的摄入。在能量摄入不足的情况下，建议选用鱼肉、鸡蛋等动物性蛋白质或脂肪替代低质量碳水化合物，同时减少含糖饮料、甜点等高糖食品的摄入，以达到膳食平衡，维持血糖稳定，保护大脑健康。通过合理选择碳水化合物，我们不仅能获得充足的能量，还能有效维护大脑健康，延缓认知衰退。

03 绿叶蔬菜日日香——B 族维生素

蔬菜是富含多种营养素的宝库，也是多种 B 族维生素的优质、天然且安全的来源，在提供叶酸、维生素 B_6 等对抗同型半胱氨酸的关键 B 族维生素方面，作用无可替代。B 族维生素是一个大家族，包括 B_1（硫胺素）、B_2（核黄素）、B_3（烟酸）、B_5（泛酸）、B_6（吡哆醇）、B_9（叶酸）、B_{12}（钴胺素）等（表 4-3-1）。B 族维生素在碳水化合物、脂肪和蛋白质的代谢过程中，帮助我们将食物转化为身体能够利用的能量，保证身体细胞的正常生长和修复。就像我们生活中做饭需要燃气，汽车行驶需要汽油一样，同样人体的活动也需要能量。同时在促进神经递质的合成、蛋白质的代谢及髓鞘维护等方面发挥重要作用。绿叶蔬菜作为饮食中维护认知功能的基石性食物，每日需摄入多种种类的蔬菜，以获得更加丰富和均衡的 B 族维生素。

表 4-3-1　B 族维生素蔬菜类食物来源

维生素 B 群	蔬菜类食物来源
维生素 B_1（硫胺素）	豌豆、豆类
维生素 B_2（核黄素）	菠菜、西蓝花、韭菜
维生素 B_3（烟酸）	蘑菇、胡萝卜
维生素 B_5（泛酸）	红薯、南瓜
维生素 B_6（吡哆醇）	土豆、菠菜
维生素 B_9（叶酸）	菠菜、西蓝花、芦笋
维生素 B_{12}（钴胺素）	香菇、紫菜

维生素 B_1 是“大脑的能量使者”，是大脑代谢的必需品，也是乙酰胆碱等神经递质产生的关键。缺乏维生素 B_1 可能导致氧化代谢异常、神经炎症、神经退行性病变。最新研究发现，大量维生素 B_1 及衍生物减少可能造成阿尔茨海默病样病理改变，但需更多临床证据。

胆碱作为维生素 B_4 是“记忆守护者”。虽说它并不被大众熟知，但在中国传统饮食的滋养下，胆碱正默默发挥着不可替代的作用。胆碱是合成细胞膜的关键原料，保证神经细胞稳定运作，让大脑的各种信号能准确无误地传递。一旦胆碱缺乏，细胞膜的完整性受损，神经信号传导就会“堵车”，大脑反应变得迟缓。它也能协助身体合成一种叫卵磷脂的物质，而卵磷脂能把血液里的脂肪和胆固醇“打包”带走，避免它们在血管壁上堆积，如果血管被堵塞，大脑得不到足够的氧气和营养，认知功能就会大打折扣，记忆力也会跟着衰退。大量科学研究表明，充足的胆碱摄入与良好的认知功能紧密相关。对于老年人，足够的胆碱有助于延缓大脑衰老，降低认知障碍的患病风险。

叶酸、维生素 B_6 和维生素 B_{12} 这三种作为“同型半胱氨酸克星”，能降低同型半胱氨酸水平，研究发现它是痴呆的危险因素。要是同型半胱氨酸过高，就像给大脑的血管里堆满了杂物，阻碍血液和营养供应，增加认知障碍风险。因此，多吃富含叶酸、维生素 B_6 和维生素 B_{12} 的蔬菜就是在为大脑清理“路障”。同时叶酸和维生素 B_{12}，在参与 DNA、RNA 和蛋白质的合成过程中发挥着关键作用。维生素 B_{12} 参与神经髓鞘的合成，神经髓鞘就像电线外面的绝缘层，保证神经信号快速、准确地传导。而缺乏维生素 B_{12}，神经传导就会受到影响，可能出现手脚麻木、刺痛等症状。研究发现摄入充足的叶酸、维生素 B_6 和维生素 B_{12} 与更好的认知储备相关。在认知正常的人群中，每天服用叶酸补充剂与未服用叶酸补充剂者相比较认知障碍的风险下降 43.0%；每天服用维生素 B_6 和维生素 B_{12} 者，认知障碍的风险会显著降低 60.9%，即使偶尔服用其风险也会降低 36.1%。虽然香菇、紫菜等蔬菜中含有维生素 B_{12}，但其绝大多数存在于动物性食品（肉、蛋、奶、海鲜）中，因此素食爱好者就需要特别注意补充维生素 B_{12}。

全国各地蔬菜种类和烹饪方式丰富多样，受地理、气候、文化等因素的影响，在很多方面存在不同，对大脑认知也有着不同程度的影响。北方地区常见富含B族维生素的蔬菜有菠菜、胡萝卜。菠菜炖粉条，在炖的过程中，B族维生素中的水溶性维生素会有部分融入汤中，但也能使蔬菜中的矿物质等更好地释放。大火快炒胡萝卜丝等，能保留一定的B族维生素，但高温快炒时间过长可能会破坏部分不耐热的B族维生素。南方地区，红苋菜叶酸含量高，青椒富含维生素 B_6、维生素 B_9。清炒红苋菜、青椒炒肉丝等，能较好地保留蔬菜中的B族维生素，尤其是维生素 B_9 等。用菠菜等绿叶蔬菜煲汤，能使蔬菜中的B族维生素融入汤中，便于人体吸收。西北地区，苜蓿芽含有一定的B族维生素，特别是维生素 B_{12} 等。另外，当地的土豆也含有维生素 B_1、维生素 B_6 等。烤土豆等，在烤制过程中可能会使部分B族维生素被破坏。同时把多种蔬菜和肉类等一起烩制，如羊肉烩菜中加入土豆等，多种食材相互融合，B族维生素等营养成分相互补充。东北地区，除了菠菜等常见蔬菜外，蚕豆也较为常见，富含B族维生素。但如铁锅炖中加入菠菜、蚕豆等，长时间炖煮会使B族维生素有一定损失。将新鲜的菠菜等洗净快速焯水去除部分草酸后，凉拌食用，则最大程度地保留了B族维生素等营养成分。可以在选择蔬菜时关注B族维生素的含量，保证摄入量，为大脑内信号的准确传递保驾护航。

04 浆果每周两份畅——抗氧化剂维生素

浆果富含多种天然抗氧化剂。蓝莓、黑莓、桑葚中的花青素，草莓中的鞣花酸，以及葡萄、猕猴桃、桑葚、树莓等浆果中普遍存在的维生素 C 与多酚类物质，都是天然的抗氧化剂。

那么，抗氧化剂是如何发挥作用的呢？这要从“自由基”说起。自由基是一种不稳定的分子，它们就像身体里的“破坏分子”，会攻击健康的细胞，导致细胞损伤和衰老。而抗氧化剂则像一位“和平使者”，能够中和自由基，保护大脑细胞免受伤害，从而延缓大脑衰老的进程。想要获取这些抗氧化剂维生素，最简单的方法就是多吃色彩鲜艳的水果和蔬菜。它们不仅是抗氧化剂的宝库，还富含其他对大脑有益的营养素。

同时，浆果中的生物活性成分具有抗炎作用，能够抑制大脑中的炎症通路，降低炎症因子的表达。以草莓为例，草莓中的黄酮类化合物等成分可以抑制小胶质细胞的过度激活，减少炎症介质的释放，从而减轻大脑的炎症反应，对认知功能起到保护作用。浆果还有助于维持脑血管的健康，提高脑血管的弹性和通透性，保证大脑充足的血液供应。

浆果在抗氧化与抗炎作用的共同努力下，成为饮食中维护大脑年轻化的关键食物之一，每周 2 次的浆果食用有利于降低阿尔茨海默病的发病风险。

全国各地的浆果在品种、外观、口感、营养成分等方面存在不同。在东北地区，灯笼果是一种特色浆果。在华北地区，盛产葡萄，酸枣等。西北地区有沙棘、黑枸杞。华东地区盛产杨梅、草莓。华南地区有莲雾、杨桃。西南地区有余甘子、刺梨。您可以根据居住地和自身血糖情况，选择一些当地应季的、低升糖指数浆果，如草莓、蓝莓、树莓等含糖量相对较低，而葡萄、桑葚等含糖量较高。在选择浆果时，建议选择应季新鲜、成熟度适宜的，避免过熟导致糖分过高。选择多种多样的浆果，从中获取更加均衡的抗氧化剂，中和自由基，延缓大脑衰老的进程。

05 坚果五份周中享——微量元素

坚果中富含微量元素。让我们揭开这些微量元素的奥秘，看看它们如何影响我们的认知健康。矿物质分为宏量元素如钙、镁、磷，和微量元素如硒、铜、铁、锌等。这些元素就像身体的“化学工程师”，既参与骨骼构建、能量代谢，又与大脑健康密切相关。然而，在阿尔茨海默病患者的大脑中，这些矿物质却可能“失控”，成为加速认知衰退的推手。

科学家在阿尔茨海默病患者的神经纤维缠结和老年斑中发现，铜、铁、锌的沉积量异常升高，分别是正常大脑水平的5.7、2.8和3.1倍。这些金属元素如同“双面间谍”：在健康大脑中，它们参与抗氧化保护；但在阿尔茨海默病患者脑中，因微环境失衡，反而会加剧氧化应激，加重神经损伤。

中国营养学会制定的《中国居民膳食营养素参考摄入量（2023版）》中，成年人硒的推荐摄入量为60μg/d，成年男性铁、锌的推荐摄入量均约为12mg/d，成年女性分别约为18mg/d、8.5mg/d，成年人摄入铜为0.8mg/d。然而锌、铜等元素的“安全窗”极窄，稍过量即可能中毒。

坚果家族分布在全国各地，不同品种的坚果有着各自独特的营养优势。如腰果锌、铁含量较高，每100g腰果中锌含量约为10.9mg，铁含量约为4.8mg。榛子富含镁元素，每100g榛子中镁含量约为420mg等。其中，巴西坚果又称鲍鱼果是坚果中的“硒含量之王”，每100g巴西坚果中硒含量高达986μg。如果每天吃10g巴西坚果就能达到推荐摄入量。但如果长期大量食用巴西坚果，很容易导致硒摄入过量，可能会出现脱发、恶心、呕吐等硒中毒症状。因此，在享受坚果带来的微量元素补充时，合理控制食用量至关重要。除了巴西坚果，像核桃、杏仁、开心果等常见坚果也是微量元素的好来源，适量食用可以满足日常营养需求。

坚果是维护认知功能和脑血管健康的关键食物之一，坚果虽好，热量也不低，每周 5 次可平衡营养摄入与热量控制。对于超重人群，应控制好食用量，以免热量过剩。科学食用坚果，使其在饮食文化中发挥积极作用，为认知健康加分。

在享受美食的同时，我们也要时刻警惕那些隐藏在日常生活中的“隐形金属”，守护饮食安全。铝制餐具在过去的生活中较为常见，但我们现在要尽量降低其使用率，尤其是用来盛放酸性食物。例如，在烹饪糖醋排骨等酸性菜肴时，不要使用铝制容器，因为酸性物质会促使铝溶出，进入人体后，铝会在体内蓄积，可能对神经系统等造成损害。长期使用铝制餐具盛放酸性食物，可能会导致记忆力减退、骨质疏松等问题。此外，铜制水壶虽然有着独特的质感，但使用时需格外谨慎，如果使用不当，铜离子溶出过量，就可能引发肝损伤，在烧水时，也要注意观察水质变化，如果发现水有异味或者颜色异常，可能是铜离子溶出过多的信号。所以，为了避免潜在的健康风险，我们可以选择更安全的材质的水壶，如不锈钢水壶。矿物质与大脑健康的关系，恰如中医所言“过犹不及”。与其盲目补充，不如通过多样化饮食自然调节体内矿物质的平衡，在大脑的抗氧化过程中发挥促进认知健康的作用。

06 豆鱼肉奶天天补——蛋白质

蛋白质不仅是“五畜为益”的核心，也是构成神经元和神经递质的重要成分。粤菜和闽菜中的鱼类、豆类富含优质蛋白质，有助于维持大脑功能。从江南的鱼米之乡到北方的豆香满溢，优质蛋白质早已融入中国人的饮食智慧，成为预防认知衰退的天然屏障。蛋白质及其组成的氨基酸是饮食中不可或缺的营养素，它们不仅是身体的“建筑材料”，更是维持神经细胞功能和完整性的关键。近年来，科学研究发现，蛋白质和氨基酸在预防认知功能下降中扮演着重要角色。其中，支链氨基酸包括异亮氨酸、亮氨酸和缬氨酸，它们对大脑健康至关重要。例如，亮氨酸能促进神经细胞修复，而缬氨酸则有助于维持神经信号传递的稳定性。这些氨基酸水平的下降与阿尔茨海默病相关的认知障碍风险升高有关。到底哪些食物富含这些氨基酸呢？如广东的清蒸鲈鱼和四川的麻婆豆腐都是富含支链氨基酸的优质食物。还有研究发现，谷氨酰胺及其代谢产物在预防认知功能下降中显示出保护作用。原因可能是谷氨酰胺能增强神经细胞的能量代谢，减少氧化应激，从而延缓认知衰退。

你可能想知道，蛋白质每日应该摄入多少才算合适？《中国居民膳食营养素参考摄入量（2023 版）》推荐成年男性每天摄入 65g，成年女性每天摄入 55g。随着年龄的增长要增加蛋白质的摄入量。65 岁及以上老年男性每天摄入 72g、女性每天摄入 62g 蛋白质。中国传统饮食中的蛋白质来源丰富多样，既有鱼类、瘦肉等动物性蛋白，也有豆制品等植物性蛋白例如，南方的鱼丸汤，北方的豆腐脑，都是优质蛋白质的美味选择。早餐应重视优质蛋白质的摄入，因为早餐摄入的蛋白质质量直接影响全天认知功能表现。例如，在北京可多选择豆汁配茶叶蛋，在内蒙古多食用奶豆腐等。在江浙地区多吃鱼头豆腐汤。素食者可以通过多样化的植物性食物获取足够的蛋白质，关键在于选择优质蛋白的来源并合理搭配，确保必需氨基酸的完整性。可通过食物中蛋白质含量帮助你合理选择一日三餐的蛋白质摄入（表 4-6-1）。

表 4-6-1　常见食物蛋白质含量

常见食物（每 100g）	蛋白质含量/g
鸡肉类	20~25
鸭肉	16.2~17.7
猪里脊	20~22
鳕鱼	17~20
平鱼	18.5
鲅鱼	21.2
鸡蛋（个，约 50g）	6~7
牛奶（杯，240ml）	8
黄豆	36
豆腐	8~15
毛豆	11
黑豆（需加入谷物补充氨基酸）	9~21
燕麦	13
荞麦/糙米	5~8

蛋白质种类繁多，每日需进行合理规划，既保证蛋白质的有效摄入，又能够避免摄入过量引起的代谢负担。可以尝试植物蛋白搭配少量动物蛋白的配餐模式，植物蛋白以豆类、豆制品为主，动物蛋白以鸡蛋、牛奶、白肉为主。此外，在不同年龄段调整蛋白质的

摄入比例，可能对预防阿尔茨海默病等神经退行性疾病具有帮助作用。研究人员提出了一种“动态调整”蛋白质摄入的策略：中年早期和中期可以适当减少蛋白质的摄入比例。晚年则建议增加蛋白质的摄入。

在中国人的餐桌上，鸡蛋既是家常美食，也是药食同源的养生佳品。从北方的茶叶蛋到南方的酒酿蛋，从江南的蒸蛋羹到川渝的蛋烘糕，这颗小小的“金蛋”不仅承载着地域饮食文化，更蕴藏着延缓记忆衰退的营养密码。

鸡蛋是天然胆碱的最佳来源之一。胆碱作为乙酰胆碱的前体，直接参与神经信号传递，研究表明，长期足量摄入可降低47%的阿尔茨海默病风险。蛋黄中特有的类胡萝卜素能穿透血脑屏障，减少氧化应激对神经元的损伤。江浙一带流行的“蟹粉蒸蛋”，通过蛋黄与蟹黄的搭配，双重补充叶黄素，可以在一定程度上发挥其抗氧化作用，保护神经元。蟹黄含有较高的胆固醇，对于一些患有高胆固醇血症等疾病的人群，过量食用可能会带来不利影响。散养鸡蛋的二十二碳六烯酸（DHA）含量更高，尤其适合发育期儿童和老年群体。例如云南的松花蛋（皮蛋），虽经碱化处理，仍保留蛋黄中的磷脂成分，可促进突触可塑性。由于松花蛋在制作过程中使用了碱，钠含量较高，食用时也需要注意适量，避免摄入过多的钠。

传统的散养土鸡蛋与现代养殖蛋存在显著差异。散养土鸡自由采食昆虫、草籽，蛋黄颜色深橙，维生素A含量比普通蛋高30%，富含维生素E及硒元素。例如内蒙古草原的散养鸡蛋，因牧草富含β-胡萝卜素，成为牧民预防认知衰退的天然补品。然而，规模化养殖鸡蛋，是鸡食用标准化饲料配方，胆碱和DHA含量相对稳定，但抗氧化物质和微量元素的多样性较低。因此，建议优先选择散养鸡蛋。

如何在中式烹饪中锁住营养的成分呢？多食用水煮蛋。研究表明，水煮蛋能够保留约97%的营养成分，适合搭配陕北小米粥，小米中的维生素 B_1 与鸡蛋胆碱协同在一定程度上发挥护脑作用。蒸蛋羹也是不错的选择。广州的“瑶柱蒸水蛋”，加入香菇和虾仁，利用菌类的谷氨酸与虾的锌元素，提升记忆相关酶活性。茶叶蛋，虽经卤制，但茶多酚与蛋黄叶黄素结合，可增强抗氧化效果。

您可能想问，每日食用多少鸡蛋合适？建议健康人群，每天1颗鸡蛋安全且有益。有研究证实，大多数健康成人“每周最多可以吃7个鸡蛋”，不会增加患心脏病的风险。

从黄土高原到江南水乡，鸡蛋以其质朴的形态融入中国人的健康哲学。与其追求昂贵的“补脑保健品”，不如在日常饮食中善用这颗“全营养蛋”——选择散养土鸡蛋，搭配中式烹饪智慧，让记忆的防线在美味中悄然筑牢。

07 鲜鱼家禽两三尝——ω-3 多不饱和脂肪酸

鱼类是获取 ω-3 多不饱和脂肪酸的优质来源。像清蒸鲈鱼、红烧黄花鱼，这些经典的中式菜肴，不仅味道鲜美，还富含 ω-3 多不饱和脂肪酸。ω-3 多不饱和脂肪酸是一种对大脑特别友好的“聪明脂肪”，主要包括 α-亚麻酸、二十碳五烯酸（EPA）和二十二碳六烯酸（DHA），不仅是大脑细胞膜的重要组成成分，还像一位高效的“通信员”，帮助神经细胞之间传递信息，对我们的学习能力和记忆力起着关键作用。科学研究已经积累了大量的证据，表明适量摄入 ω-3 多不饱和脂肪酸可以显著改善认知功能。这主要得益于它的三种“超能力”：维持血脑屏障完整性，脑清除功能和抗炎作用。

那么每天应该摄入多少 ω-3 多不饱和脂肪酸呢？我国学者最新研究显示，每天 1.1g ω-3 摄入量可显著延缓衰老，超过此剂量则无额外益处。2017 年的一项随机对照研究结果显示，补充 DHA（2 000mg/d，用药时间分别为 12 个月和 24 个月）可改善轻度阿尔茨海默病患者的认知功能，促进 β-淀粉样蛋白沉积的清除，减缓海马体萎缩的速度等。这提示 DHA，对于认知功能具有改善作用。还有研究发现鱼类的 EPA 和 DHA 对执行功能有积极影响，但对整体认知功能没有明显影响。另有研究显示，多摄入鱼肉可降低认知障碍的发生风险，建议成人每周最好吃鱼 1~2 次以降低痴呆发病风险。此外，应选择蒸、煮等低温烹饪方式，避免高温煎炸，以减少 ω-3 多不饱和脂肪酸的氧化损失。如果您不喜欢吃鱼，别担心，植物性食物也能帮到你。亚麻籽、奇亚籽和核桃等坚果种子类食物也富含 ω-3 多不饱和脂肪酸，是素食者的好选择。此外，鱼油、藻油等是便捷的 ω-3 多不饱和脂肪酸的补充方式，适合饮食中摄入不足的人群。

ω-3 多不饱和脂肪酸是大脑健康的“守护者”，能够延缓记忆衰退，并降低神经退行性疾病的风险。每周鲜鱼家禽 2~3 次，可提供较为充足的人体所需的 ω-3 多不饱和脂肪酸。通过均衡饮食或适量补充，可为大脑提供充足的“脑黄金”，让记忆保持年轻活力。

鸡肉和鸭肉在中国人的饮食中扮演着重要角色。无论是春节团圆饭，还是家庭聚会，家禽总是餐桌上的主角。北京烤鸭以其酥脆的外皮、鲜嫩多汁的鸭肉闻名于世，成为中国美食的代表之一。鸭皮虽然酥脆可口，但其脂肪含量较高，过多摄入可能对健康不利。而选择瘦肉部分，如鸭肉，既能满足对美味的追求，又能有效控制脂肪的摄入。从营养角度看，虽然鸡肉、鸭肉等家禽中的 ω-3 多不饱和脂肪酸含量不如深海鱼类丰富，但它们仍然是重要的 ω-3 脂肪酸来源之一。中国特有的散养家禽如走地鸡、稻田鸭，因在自然环境中采食昆虫、藻类等天然饲料，其蛋黄中的 ω-3 多不饱和脂肪酸含量可达工业化养殖的 2~3 倍。然而烹饪方式影响营养的保留。以广东白切鸡为例，采用低温慢煮的方式，最大程度减少 ω-3 多不饱和脂肪酸的流失，搭配姜葱蘸料中的硫化物可提升 DHA 吸收率，让营养成分更好地被人体吸收利用，为大脑健康提供更有力的支持。

08 红肉制品频次降——胆固醇

从苏州浇猪油的八宝饭，到川渝农家的烟熏腊肉，这些食物中含有大量饱和脂肪酸。你应该知道，除了肥肉、黄油、奶油等动物性脂肪的饱和脂肪酸过多，还有热带植物油，如椰子油、棕榈油等。当我们摄入过多含有饱和脂肪酸的食物时，身体就会启动一个“转化工厂”，这些多余的饱和脂肪酸会被转化为甘油三酯。想象一下，这就像把原材料加工成了成品，然而，当甘油三酯的水平过高时，就会引发高脂血症。高脂血症已被医学界公认为认知障碍的重要危险因素之一。既往研究表明，有效稳定的血脂管理可降低认知障碍发病的风险。

胆固醇广泛分布在大脑神经相关细胞的细胞膜里，对大脑突触功能以及神经递质的产生、分泌十分关键。就像建房子需要坚固的框架，胆固醇就是大脑神经正常运作的重要“框架材料”，缺少它，大脑功能就易出问题。然而，胆固醇分为有益和有害两种类型，其中低密度脂蛋白胆固醇，通常被称为“坏胆固醇”，如果其水平过高，可能会引发健康问题。这种胆固醇能够悄然进入大脑，促进脑内β-淀粉样蛋白的积累。β-淀粉样蛋白的异常沉积是阿尔茨海默病的一个关键病理特征。大多数研究显示，血浆低密度脂蛋白胆固醇水平越高，认知功能降低的风险越高。胆固醇水平的不稳定可能对大脑健康产生负面影响，加速认知功能的衰退。因此，胆固醇的摄入既讲究“适量”又注重“平衡”，每周控制在食用4次及以下的频次，从而避免饱和脂肪酸的过度摄入。

在我们的餐桌上，红烧肉是一道经典的美食佳肴，富含高饱和脂肪酸和高胆固醇，在享用时需要控制摄入量，并且可以搭配富含膳食纤维的蔬菜，例如在品尝红烧肉时搭配一些清炒时蔬，这样既能品味到美食的鲜美，又能避免因饱和脂肪酸摄入过多而带来的健康风险。

反式脂肪酸是藏在我们传统饮食中的记忆小偷，如传统节庆食品月饼和酥皮点心，高温发酵反复油炸的炸糕、油条、麻花等中都含有这种脂肪。它们主要存在于部分氢化植物油中，如炸薯条、薯片等油炸的加工食品，蛋糕、饼干等烘焙食品中较为常见。反式脂肪酸的危害比你想象的更严重，它不仅是心血管系统的“破坏者”：增加动脉硬化、冠心病等疾病风险，也是损害认知功能的大脑健康的“隐形敌人”：增加记忆力减退的风险。

如何保护我们的大脑避开反式脂肪酸呢？首先，合理控制油的摄入量。《中国居民膳食指南（2023）》推荐成年人每天烹调油摄入量为25~30g，目前我国居民烹调油平均摄入量已超出推荐量的1/3，这就大大增加了反式脂肪酸的摄入。此外，烹调方式也尤为重要。食用油中的反式脂肪酸会随着加热时间延长而增加，建议平时做饭少用油炸、煎等烹饪方式，煎炸后的剩油不要再次用于高温烹饪。其次，购买前学会看食品标签。商家会给他们穿上各种“马甲”，如氢化植物油、代可可脂、人造奶油、起酥油、植物奶油、人造酥油等，都属于氢化油，都可能含有反式脂肪酸。在营养成分表中的排名越靠前，含量越高。《食品安全国家标准预包装食品营养标签通则》就明确指出，每天摄入反式脂肪酸不应超过2.2g，过多摄入有害健康。

了解这些脂肪对大脑的影响后，我们就能在饮食中做出更明智的选择。遵循中国传统饮食中“食不过量、均衡搭配”的原则，巧用烹饪技巧如蒸、煮、炖、焖、熘、拌等，可以减少用油量。多吃富含 ω-3 多不饱和脂肪酸的食物，少吃含反式脂肪酸和过量饱和脂肪酸的食物，维持甘油三酯的健康水平，为大脑健康筑牢防线，让我们的认知能力保持良好状态。

09 糖果甜点忌过量——添加糖

糖果和甜点，大多含有大量的添加糖，就如同给大脑输送了一批“不速之客”。当我们摄入过多这类高糖食物后，血糖会像坐过山车一样迅速飙升。我们的身体为了应对这种突发状况，会紧急派遣胰岛素来“收拾残局”，努力让血糖恢复正常。长期处于这样频繁的血糖大幅波动中，就好比让大脑的“能量供应系统”陷入了一场混乱的“战争”。大脑每天需要稳定的能量来维持正常运转，就像一台精密的机器需要稳定的电力供应一样。而血糖的不稳定，会干扰大脑从血液中摄取葡萄糖的正常过程，使得大脑的“燃料”供应时断时续，进而影响大脑的认知能力。

不仅如此，过量的糖摄入还会在我们的身体里引发一系列“不良连锁反应”。过多的糖就像一把把“小铲子”，破坏大脑中神经递质的平衡。神经递质是大脑中细胞之间传递信息的“信使”，它们就像一个个忙碌的邮递员，确保大脑各个区域之间能够顺畅地沟通交流。一旦这个平衡被打破，神经递质就会乱了阵脚，信息传递出现偏差或中断，这可能导致我们出现记忆力减退、注意力不集中等认知障碍早期症状。

长期大量食用糖果和甜点，还可能引发大脑的炎症反应。大脑原本就像一个受到严密保护的“神秘城堡”，有着坚固的防御系统来维持自身的稳定。但过量的糖就如同潜入城堡的“破坏分子”，打破了这里的和谐，使得炎症因子开始活跃起来。这些炎症因子就像一群四处捣乱的“小怪兽”，干扰大脑细胞的正常代谢和功能，甚至可能损伤大脑中保护神经细胞的“安全屏障”——血脑屏障。当血脑屏障受损，大脑就更容易受到外界有害物质的侵袭，进一步增加了认知障碍发生的风险。

但也不需要完全杜绝糖果和甜点，毕竟偶尔享受一下它们带来的愉悦也是生活的一种乐趣。我们食用糖果时需要保持警惕，合理控制它们的摄入量。在选择糖果和甜点时，也需多留意成分表，尽量选择那些添加糖较少、含有天然食材的产品。例如，选择含有坚果、水果等天然成分的甜点，坚果中的健康脂肪和维生素，水果中的膳食纤维和抗氧化物质，选择它们就像给大脑补充了一些“小卫士”，能够在一定程度上抵消部分高糖带来的不良影响。

我国地域辽阔，饮食文化异彩纷呈，添加糖与甜点在各地饮食中各有独特呈现。东北地区制作溜肉段时会用白糖挂浆，老式糕点如炉果的糖分较高，还有裹糖霜的糖雪球。华北地区，北京烤鸭刷麦芽糖，天津麻花、炸糕和北京的蜜三刀，在和面时添加大量白砂糖。华东地区的酱排骨采用大量冰糖，上海大白兔奶糖以白砂糖为主，江浙沪甜品店的定胜糕、条头糕都添加了糖。华南地区，广东叉烧用麦芽糖腌制，广式月饼馅料含有大量白砂糖，还有加冰糖的百合莲子糖水等甜品。华中地区湖北清炒菜薹加白糖提鲜，武汉热干面的甜面酱含糖多，湖南有糖油粑粑。西北新疆馕部分加蜂蜜或白砂糖，陕西甑糕会加少量白砂糖。西南地区四川回锅肉、火锅蘸料会加白糖提味、中和辣味，云南鲜花饼用大量白砂糖腌制馅料。

在享受各地特色美食的同时，我们务必关注糖分的摄入量，多留意食品标签，优先挑选含糖量较低的产品，像无糖酸奶、全麦饼干等。在烹饪各类菜肴时，我们可以尝试减少糖的添加量，巧妙选用其他替代材料。例如，烹制红烧肉时，用少量蜂蜜代替白砂糖，不仅能增添独特风味，还能降低糖分摄入。这样的饮食调整，既能满足味蕾享受，又有助于健康饮食的养成，使得体内胰岛素分泌相对稳定，保证大脑“燃料”稳定供应。

10 运动唤醒大脑

你应该了解，运动与大脑之间存在着紧密且奇妙的联系。运动，这一看似单纯作用于身体的活动，实则是唤醒大脑、促进其认知功能优化的一把关键钥匙，它能够从细胞层面到神经网络层面，对大脑产生一系列深刻且积极的影响。我们可以先从一些研究中感受一下运动带给认知功能的显著变化。在 2021 年，有研究者对 71 项运动研究中的 5 606 名参与者数据进行分析，结果显示运动对不同认知损伤程度的认知改善效果都十分显著，可以作用于整体的认知功能和不同的认知域，例如我们前面提到的执行功能、视空间能力和延迟回忆等。由此可见，体育活动和锻炼是有助于预防记忆衰退的。

俗话说得好，独木不成林。研究已经证实，当运动与其他健康生活方式元素结合时，对大脑的益处更为显著。贾建平教授团队对 29 072 名平均年龄约 72 岁、认知功能正常的人展开了为期 10 年的追踪调查。在这段时间里，他们观察了参与者的健康生活方式，并评估了他们认知功能的变化。经过严格的统计分析，研究发现，规律的体育锻炼对改善记忆衰退起着积极作用。此外，坚持健康生活方式包括保持饮食、运动、社交等方面的参与者，其记忆力衰退速度明显低于那些健康生活方式因素较少的参与者。这项研究是目前国内样本量最大、随访时间最长的研究之一，清晰地展示了运动对我们的重要影响。相信这一结果会激发您追求和维持健康生活方式的冲动。接下来，我们将详细介绍如何实施这些健康生活方式。请认识到，运动是一项非常重要的认知干预策略，需要我们积极践行。

运动与记忆有着神奇的连接，请你一起看看运动在大脑中的连接轨迹：

大脑就像一座繁忙的城市，里面有无数“神经线路”通过“突触”传递信息，这些线路就像城市的道路网络，负责连接大脑的不同区域，帮助思考、学习和记忆。随着年龄的增长，这些线路会逐渐老化，但大脑有一种自我修复的能力，叫“神经可塑性”。身体活动可以增强大脑营养素的分泌，促进脑内尤其是负责记忆和学习的海马内神经元发生及突触形成，对脑内的“道路”进行养护，从而提高大脑可塑性，改善记忆功能。

身体每天都会产生一些“垃圾”，例如自由基，当体内产生的自由基超过了抗氧化系统这个“清洁工”的清除能力，过多堆积的自由基会造成包括神经元在内的细胞发生氧化损伤反应。身体活动可以改善线粒体呼吸功能，减少自由基的产生，从而有效改善大脑中的氧化应激反应；还可以增强抗氧化酶的活性，提升人体清除自由基的能力，从而发挥预防和保护神经的作用。

慢性炎症好比体内的一场“隐性火灾”，当脑内“促炎因子”这个小火苗压过了“抗炎因子”这个灭火器，将造成脑组织内环境紊乱，导致海马功能损伤。身体活动可以通过促进肌肉因子白细胞介素 6 的表达，降低促炎因子对脑的损伤，同时增强抗炎因子分泌，阻止炎症反应的发生，降低与神经炎症相关的疾病风险。

11 恰到好处的运动

在每日的运动中，要找到运动的“度”，什么是运动的“度”，其实就是恰到好处地发挥运动带来的益处。所谓的恰到好处，要从运动的强度和时长两方面进行评价。中国老年护理联盟发布的《认知衰退老年人非药物干预临床实践指南》中提出推荐认知衰退老年人除日常活动外，在身体耐受的前提下，每周累计身体活动总时间至少达中等强度 150~300 分钟或高强度 75~150 分钟或相当运动量的结合。

那怎么去实现这个标准呢？要从运动时长和强度两方面评价。我们先说一说运动时长的问题，你可能会问，是每周一次性完成上面所要求的时长，还是平均分布到每一天，抑或者间隔一两天完成？其实，不用纠结这个，无论是每天、两三天，还是一次性进行运动都是可以的，只要累加的时间能够达到推荐的标准就可以了。再有就是运动强度，如何评价当前的运动是否达到了中等或高等强度？一般从两个方面进行评估，在运动过程中，当你感到呼吸心跳加快、身体微微出汗且可以说话的时候，表示达到了中等强度的运动，而高等强度则表现为运动时呼吸心跳显著加快，大量出汗，无法自如说话或者只能偶尔说话。除了主观的感受，还可以使用“自我感知运动强度”进行判断，自我感知运动强度的评价指标为运动时的心率，中等强度运动时的心率达到最大心率的 64%~76%，高等强度运动时的心率达到最大心率的 77%~95%。举个例子，一位 70 岁老年人，最大心率为 150 次/min（220–70=150），最大心率的

64%~76% 为 96（150×64%）~114（150×76%）次/min，得出这位老年人的心率在 96~114 次/min 之间，为中等强度。还是这位老年人，他进行运动时心率在 115（150×77%）~142（150×95%）次/min 之间，为高等强度。

无论何种强度的运动，当身体发出抗议时，都应该引起关注。例如为了跳广场舞，一大早不吃饭就去，或者晚上跳到很晚都是不可取的。很晚会扰乱自身正常的生物钟，影响睡眠，导致多种慢性疾病的发生；饿着肚子参与运动，可能导致低血糖的发生，严重情况甚至会晕倒。适时适度参与很重要，最好饭后 1 小时再去运动锻炼，每次 30~60 分钟。注意身体发出的各种信号，如疼痛、头晕、心慌等。如果出现这些情况，可能是身体在提示运动方式或强度不合适，要及时调整或者寻求专业人士的帮助。

如果在保证安全的情况下，你始终达不到上面所说的“恰到好处”的运动，不要担心，在你进行运动的那一刻，你就成功地迈出了大脑在运动中获益的第一步，2020 年世界卫生组织关于《身体活动和久坐行为指南》中指出“做一些身体活动，总比不做好”。

想要恰到好处地动起来，就要让运动成为日常习惯，习惯是一种顽强和巨大的力量，但在日常生活中，你常常会发现，养成一个好的习惯比登天还难，坚持了一段时间，稍有放松，坏习惯就像野草般顽强地重新生长。不要单纯责备自己缺乏毅力，因为人的大脑对于负面刺激的反应比正面刺激更为强烈。举例来说，中了彩票会带来短暂的快乐，而遭遇车祸则可能导致长期的身心创伤，甚至影响终生。

好习惯养成记，从简单开始，如果你认为运动需要花费大量的时间、购买许多的器材才能见到效果，是很难长时间坚持下去，不要把它当成一项任务，可以将其轻松融入日常生活，选择喜欢的运动方式，让身体自然活动起来，约上三五好友在公园中慢走赏花，重拾年轻时的舞蹈梦想，也可以自己创造机会，选择快走的方式到达目的地，如果路程较远还可以选择骑自行车，既感受了路途中的风景，又践行了低碳出行，为环保出一份力。

选择简单融入生活的运动方式，最根本的原因还是易于坚持，“21 天定律”是指一个习惯重复做 21 天，会变成一个根深蒂固的习惯，这一理论根源于大脑的可塑性，当个体持续进行某一活动时，大脑会逐步建立并强化与之的神经连接。使该行为在未来执行时变得自然和轻松，21 天的时间可能因人而异，会有差异，但坚持就一定能让运动变成日常习惯。

12 多种运动时刻伴你同行

生活中可通过有益的身体活动来减少卧床和久坐时间，提升认知储备。运动的形式多种多样，你可以在众多形式的运动中选择喜欢的、身体可以完成的。无论是哪种运动，只要你想要在运动锻炼中获益，那就要在实际的生活中进行实践，“纸上得来终觉浅，绝知此事要躬行”，把运动锻炼践行到每天的生活当中才会有意义。

一、快走

快走是最简单、经济、容易完成的运动方式，不需要特殊设备或场地。快走不是你想象的走走就可以，需要一定的速度和时间才可以称之为“快走”，饭后闲聊散步的走路速度或短程的外出买菜购物都达不到快走的要求，需要加快走路的速度。快走的速度介于散步和跑步之间，像是给普通的步行按下了“加速键”。快走时步频明显加快，每分钟在 100~120 步左右，如同密集的鼓点，这意味着双脚更加频繁地接触地面，脚跟到脚掌的过渡如行云流水，身体就像被一股向前的力量牵引着，快速而稳定地移动。开始时可以试着心里默数节奏，例如每秒走两步或者稍微更快一点，逐渐让自己习惯较快的节奏，还可以采用三步一吸、三步一呼的方式，鼻子吸气，嘴巴呼气，确保氧气充分供应，保持稳定且连贯的节奏，让呼吸也随之协调起来。一开始，会感觉气喘吁吁，不要着急，可以休息一下，继续进行，直到可以不感到气喘吁吁持续走 30 分钟以上。

二、慢跑

慢跑是在以较慢或中等的节奏来跑完一段相对较长的距离，是一种中等强度的有氧运动。一开始你可以给自己制定个小计划，每周完成慢跑的时间或距离，逐渐提高你的计划目标，可以比上一周增加 5%~10% 的跑步量，逐渐增加至每天跑 3 000~4 000 米。天气不好的时候还可以改变慢跑的形式，进行原地跑，就是原地不动地完成跑步，就像在跑步机上完成运动，开始每次可跑 50~100 步，循序渐进，逐渐增多，至每次增加至 500~800 步，高抬腿跑可加大运动强度。跑的速度不要太快，保持均匀的速度，以不觉得难受、不喘粗气，能边跑边说话的轻松气氛是你慢跑的最佳状态。还可以测量一下心率，以每分钟心率不超过 180–年龄的频次为宜。例如，60 岁的人慢跑时的心率每分钟不超过 120（即 180–60）次。如果有高血压、冠心病等慢性病，跑的速度还可再适当降低，距离也可短些。

三、舞蹈

舞蹈让人们在旋律与动作中感受无尽的美好。在最近一项为期 6 个月的研究中，将多项运动锻炼形式与舞蹈进行对比，参与者们与舞伴一起编排舞蹈、跳舞，结果发现舞蹈可使脑部扣带束双侧扣带回、扣带束左侧海马、左侧上纵束等白质纤维束的排列更加紧密，有助于提高多任务处理效率及复杂问题解决能力，提升执行功能；静息态功能磁共振显示多个脑区的神经元自发活动水平增强，使得注意力与信息整合能力优化，提升整体认知储备。在众多舞蹈形式中，广场舞是深受广大老年朋友喜爱的，在公园、商场空地等开放的空间随处可见，大家自发组织，选择自己感兴趣的舞蹈种类，将娱乐性与表演性融为一体，整个过程要记住展示的动作、表达情感，还会与舞伴一起讨论动作的配合，调动情绪和全身肌肉活动。但是，并不是所有的广场舞都有效，一般来说，选择有快有慢节奏交替的、全面性动作较多的广场舞最佳，一段舞蹈开始是较为舒缓的节奏，让身体有一个适应阶段，随后节奏加快，动作幅度增大，有脚步移动、手臂挥舞、身体扭动等动作，使身体的运动强度逐渐增加，然后又适当放缓节奏，这种有规律的变化可以让舞者在整个舞蹈过程中保持一定的运动强度。对于老年人，可以选择动作重复且连贯的舞蹈，例如民族舞，有反复的踢腿、摆手、旋转等动作，这些动作连贯自然，能够轻松地跟上节奏，持续运动较长时间。

四、游泳

游泳作为一种全身运动，可以同时锻炼全身的肌肉群，且游泳需要控制呼吸，有利于提高肺活量和心肺功能。相较于快走、跑步等运动，游泳对关节的冲击非常小，需克服水的阻力而非重力，肌肉和关节不易受损，能有效保护膝关节，适用于关节不好、体重较大的人。在下水前要做好充分的准备，让身体兴奋起来，可以做弯腰、压腿、摆手等以伸展四肢的舒缓运动，增加肌肉的协调性，戴上游泳帽和游泳镜，如果担心耳朵进水还可以戴上耳塞。游泳时，速度不宜过快或过慢，应保持一个能让自己持续游动并且可以正常呼吸的速度。每次游泳时间最好不少于 30 分钟，如果是初学者，可以从 15~20 分钟开始，随着体能的提升逐渐增加到 30 分钟以上。泳姿的选择可以根据身体是否有旧伤或是否有特定的锻炼目标来决定，例如腰部有损伤的人减少蝶泳的时间，如果想要重点锻炼腿部力量，可以适当增加蛙泳的时间。游泳结束后，做几节放松体操，让肌肉放松。需要注意的是，不要在空腹、饭后立即游泳，空腹游泳容易出现头昏、心慌、乏力等低血糖症状，饭后立即游泳影响胃肠道对食物的消化和吸收，易出现胃部不适，可以饭后 1 小时以后再进行。

五、自重训练

自重训练是不依赖任何器材，仅利用自身的体重作为阻力。你可在身体耐受的前提下选择仰卧起坐、俯卧撑、深蹲、开合跳、登山跑等自重训练。在做自重训练时，以深蹲为例，不要单个进行，而是连贯地做深蹲动作，保持稳定的节奏。例如可以跟着音乐的节拍，每分钟做 30~40 个深蹲，并且持续做几分钟。可以将这些动作编排成一个训练流程，如先做 10~15 个俯卧撑，接着进行 20~30 个原地高抬腿，再做 10~15 个登山跑，形成一个循环，重复这个循环 4~6 组，每组之间休息 1~2 分钟。运动时确保动作规范，例如俯卧撑时身体要保持直线，深蹲时膝盖不要超过脚尖等。每次训练时长最好持续 30 分钟以上。在这个过程中，身体的能量代谢系统会持续工作，从而达到改善记忆的效果。

六、太极拳

太极拳是我国传统的身心运动，结合了身体的运动和呼吸、姿势和注意力的相互调节。要让太极拳发挥作用，关键在于保持动作的连贯性、控制运动节奏与持续足够的时间。在练习太极拳时，要注重动作行云流水。每个招式应自然地过渡到下一个招式，避免出现长时间的停顿。例如，从“起势”开始，双手缓缓抬起，然后连贯地进入“野马分鬃”等后续动作，使身体能够持续活动，就像在不间断的“运动之流”中，让心肺功能得到持续的锻炼。太极拳讲究慢而稳，动作舒缓，但这种慢不是拖沓，而是用心去感受身体的移动和重心的转换，让呼吸与动作相配合，一般是一个动作配合一次呼吸，这样能确保身体充分地摄入和利用氧气。同时，每次练习太极拳最好持续 30 分钟以上，这样才能充分调动身体的有氧代谢系统，让身体在这种低强度、长时间的运动过程中消耗热量，增强心肺功能。

13 睡个好觉，为认知“充值”

如果你也熬过夜，想必你肯定体验过第二天“大脑死机”的绝望。不健康的睡眠会让这些正常的生理过程难以进行，为你的思维戴上沉重“枷锁”。一个可能让你更震惊的事实是，睡眠不足不仅仅会使你错失本该留下的记忆，还会让那些不愉快的记忆闯入你的大脑，埋下引发心理健康问题的“地雷”。

大脑是睡着了就开始转换记忆吗？那可不一定，正常的睡眠有3~5个睡眠周期，每个周期大约为90~120分钟，包括非快速眼动睡眠期和快速眼动睡眠期，非快速眼动睡眠期又细分为三个子阶段：浅睡阶段、中度睡眠阶段、深度睡眠阶段。研究发现，深度睡眠时间较短的人，更有可能丧失脑细胞，脑细胞的缺失也与阿尔茨海默病有关，而且只有进入到深度睡眠阶段，大脑才会整合新记忆，将白天学习或经历的信息进行归纳和整理。什么样的睡眠才是达到了深度睡眠？通常情况下，入睡后大约需要30~60分钟才能进入深度睡眠阶段，这个阶段你的身体肌肉会完全放松，几乎没有自主的肌肉活动，呼吸会变得深长而缓慢，心率也会相对减慢，不易被外界刺激唤醒。在这个深度睡眠阶段，你的脑电波充当了信使的角色，将记忆从大脑短期记忆储存部位传输到其他更长久存储的位置。而在浅睡阶段大脑会巩固旧知识，防止新旧记忆互相干扰，从而加强记忆的持久性。

大脑在睡眠过程中，除了形成记忆，还会将影响认知功能的“坏东西”，即β-淀粉样蛋白清除掉。睡眠中大脑内部会产生与清醒时不同的代谢变化，在此期间，脑脊液流量可增加 60%，像深夜清洁工般冲洗走大量的代谢“垃圾”，这些“垃圾”有许多与认知功能障碍和痴呆发生有关，但是“倒垃圾”时间也是有规定的，不是随时随地，只要睡着了就可以，只有深度睡眠阶段才是清除大脑代谢废物的重要阶段。如果没有充足的睡眠，这个“坏东西”会因没有充裕的时间排泄到体外而存留在血管壁上，长此以往，诱使大脑内的神经细胞凋亡、神经元变性，细胞间信号传递异常，出现记忆、语言、计算等认知功能下降，进而导致认知障碍的发生。

学习新知识的能力下降是认知功能障碍很重要的表现，而睡眠帮助大脑巩固记忆，提升学习能力。学习的新知识不会直接保存在大脑中，需要经过处理，再存储，这个过程就发生在睡眠时间内，在睡前一个小时的记忆内容会在大脑内叫作皮质的位置不断地机械重复，没有良好的睡眠，学习的新知识、新技能就不能被不断地重复，学习过程中注意力和专注力也会下降，获取信息变得更加困难，学习效率下降，过度劳累的神经元也无法有效地组织信息，使回忆能力受到阻碍，学习效果大打折扣。

对于睡眠而言，正常情况下，入睡过程大脑会出现一种脑电波，引领我们进入梦乡。当我们在清醒、安静并闭眼时，大脑在放松状态下会出现一种自然电活动，叫作阿尔法波。阿尔法波与我们的睡眠障碍和记忆衰退均有着密不可分的关系。当出现睡眠障碍时，大脑就乱了套，压力、焦虑等因素让阿尔法波旋律中断或跑调，大脑无法顺利切换到正常睡眠模式，就像乐团演奏不出那首助眠的“摇篮曲”，导致入睡困难、睡眠浅，而糟糕的睡眠又反过来干扰阿尔法波产生，形成恶性循环。同时，阿尔法波就像大脑信息传递的“快递专线”，保障记忆、思维等信息快速准确送达。一旦出现认知障碍，这条“专线”拥堵不堪，信息传递受阻，记忆力、注意力等认知功能随之下降，如同快递无法按时送达目的地。

你已经知道睡眠和认知功能的密切关系了，也一定会想尽各种办法调整睡眠状态来睡个好觉，给认知“充值”，但这个觉怎么睡才是“好觉”，才能给认知充上值？是每天早睡早起，还是达到一定睡眠的时长就可以？好的睡眠是一种整体上的睡眠状态，包括了睡眠的多个方面，如睡眠时长、睡眠过程的连续性、醒来后的精神状态等。具体来说，首先就是入睡：适当的时间内迅速入睡，一般在 30 分钟内能够顺利入睡，甚至能在 10~20 分钟内快速入睡更佳。睡眠过程：不易被轻微声响或动静惊醒，夜间不会很轻易醒来，即使醒来也能很快再次入睡，每晚醒来的次数不超过 2 次，每次不超过 5 分钟，且整晚做梦不频繁，很多研究也证实长期的睡眠剥夺及碎片化睡眠与认知功能，尤其是执行功能的下降有关。睡眠时长为 6~8 小时，有研究表明，每晚睡眠少于 5 小时的人群患阿尔茨海默病的风险较每晚睡眠 7~8 小时的人群高 1 倍，睡眠时间短，会促进体内炎性因子生成，大量的炎性因子改变了下丘脑-垂体-肾上腺轴活性，对认知产生影响，还可能会加速其额颞叶灰质萎缩，损害你的记忆、计算等认知功能，导致认知障碍。睡眠质量好可以表现为早晨醒来后感到精力充沛、头脑清醒，没有疲劳感，能够保持良好的精神状态。

14 优质睡眠的环境与习惯

当夜幕降临，我们的大脑却迎来一天中最繁忙的“维护时段”。就像一个夜间实验室，海马体在整理白天的记忆碎片，前额叶在重置情绪调节器，而脑脊液正冲刷着代谢废物。这场夜间修复工程的质量，直接决定了我们第二天的精神状态和长期的认知健康。然而，优质睡眠不仅依赖硬件环境的“精装修”，更需要生活习惯的“软件升级”。下面的内容将告诉你如何为认知障碍患者打造理想的“夜间修复舱”。

一、你的卧室是“睡眠友好型”吗

美梦是大脑在夜间的一场“创意工作坊”，既是神经活动的副产物，也是心理健康晴雨表，更是记忆巩固的助力者。保证睡眠中的质与量，是由很多要素构成的。

安静的睡眠环境是第一要素。当周围充斥着各种噪声，很难进入深度睡眠状态，频繁从浅睡中惊醒，也会让人变得更加焦虑、烦躁，加重失眠问题，引发激越行为。尽量将入睡环境的噪声控制在40分贝以下，这大约是在图书馆、博物馆等需要保持安静的场所中，相互之间交流时的音量。但外界的噪声可能来自四面八方，室外交通、空调噪声、你的邻居，等等。为了减少噪声，可以给窗户安装双层隔音玻璃，也可以试试白噪声助眠器，将其设置到舒服的音量。

卧室的温度和湿度对睡眠体验有着直接影响。房间温度在18~22℃。温度过高，会感觉燥热、出汗，难以入眠，温度过低，身体不自觉蜷缩，睡眠也会大受干扰。湿度保持在40%~60%为宜，适宜的湿度能让人呼吸道保持湿润，呼吸更加顺畅。为了把温湿度调控得刚刚好，建议使用带有智能恒温和恒湿功能的空调、加湿器或除湿器，在房间明显位置放置温湿度计，方便查看。

光线对睡眠影响显著，良好的光线环境能有效帮助调整作息。眼睛如同灵敏的光线探测器，在黑暗中，会向大脑发送信号，告知该睡觉了。使用遮光窗帘，让入睡光线暗下来极为重要。如果有起夜行为，可以使用低亮度、可调节角度的小夜灯，贴上夜光贴纸，方便在昏暗环境中快速找到开关。在卧室的床头和过道，安装感应式夜灯也是个不错的选择，为夜间活动提供便利。在睡觉前出现焦虑、激动、多疑、走来走去等表现，可以在日落之前拉上窗帘，打开室内灯光，增加室内照明，减少天黑后由于周围环境太暗所导致的不安情绪。

舒适的床上用品是优质睡眠的基础，合适的床品能增加安全感。床垫软硬适中，被子选择轻柔、保暖且重量适中的，就像一片轻柔的云朵轻轻覆盖在身上。枕头高度能让颈椎得到良好支撑，如同给颈椎找到舒适的依靠。睡眠中出现拳打脚踢、大喊大叫等剧烈动作，会导致磕碰、坠床等意外事件发生，可在床边加设防护栏，移走周围尖锐物品，在地上铺柔软地垫，降低坠床受伤风险。

稳定的睡眠地点对睡眠也很重要，熟悉的环境能带来强烈的安全感。频繁更换睡觉地点，会让人感到不安，难以入睡。如果因为特殊原因需要更换居住环境，尽量保持卧室布置和物品摆放与原来相似，在墙上挂一些熟悉的照片，摆放常用的家具，感觉像在自己熟悉的家中一样。

二、培养良好睡眠习惯

除了硬件环境的打造，生活习惯的调整也不容忽视。一些不良生活习惯是睡眠路上的绊脚石。熬夜会打乱生物钟，让身体无法正常进入睡眠状态。

规律的作息时间。日出而作，日落而息，农耕时代人们就遵循的作息规律，不应被打破。你应该找到自己的作息节律，养成习惯，这是保证良好睡眠质量的基石。

睡前远离电子设备。你是否也有手机依赖症，短视频从早刷到晚？手机屏幕发出的蓝光如同刺眼的光剑，抑制褪黑素分泌，扰乱生物钟，延长入睡时间。睡前可看轻松书籍放松身心。

晚餐适量进食。进食过饱，难以消化，夜间会感到不适，睡前3小时不再进食，有助于清空胃内容物，更易入睡。睡前少喝水，午后不喝咖啡、茶等，避免影响入睡及频繁起夜，打断睡眠进程。也有人说，饮酒助眠，其实不然，酒精会扰乱主要负责记忆存储和情绪调节的快速动眼睡眠周期，损害记忆的整合与存储。

白天适当活动。白天增加活动量，晚上更容易感到疲倦，更快地进入深度睡眠。例如，去公园散步，或者参加简单的社交活动，如老年合唱团、书法班等，既能保证充足的运动量，又能让生活更丰富、心情更愉悦。午睡时间控制在30分钟左右。多方面强化老年人的时间观念，在房间明显处放置大日历和时钟，定时提醒老年人看时间、说日期，日常活动也按时间表进行，让生活规律化，加深对时间的感知。

睡前放松。睡前淋浴，温暖的水流轻轻按摩身体，让肌肉得到放松；温水泡脚如同给疲惫的双脚找到温暖港湾，促进血液循环，缓解疲劳。睡前1小时避免思考过于复杂的问题，让大脑静下来。

15 巧用多种方法助力优质睡眠

人类大脑的睡眠系统如同精密的交响乐团，需要多感官协同演奏才能达到和谐乐章。当助眠音乐拨动听觉神经，薰衣草香氛叩击嗅觉记忆，穴位按摩触动触觉感知，光照疗法调节视觉节律，这些看似独立的疗法实则形成了“感官乐团”，共同激活大脑中的“睡眠指挥家”——视交叉上核。接下来，我们将探索如何通过这四种“感官指挥棒”，让大脑在夜间奏响记忆巩固的美妙乐章。

一、音乐助眠

音乐就像给大脑做按摩，轻柔的旋律帮大脑放松紧绷的神经，让它从忙碌的“工作模式”切换到“休息模式”，开启轻松的睡眠之旅。当出现记忆力下降或睡眠障碍后，可以选择阿尔法波音乐。阿尔法波音乐的频率在8~13赫兹，每分钟的节拍数为60~70拍，恰似与大脑阿尔法波同频的“孪生兄弟”，能引导大脑产生更多稳定的阿尔法波。肖邦的《降D大调摇篮曲》和莫扎特的摇篮曲，古琴音乐中的五音（“宫、商、角、徵、羽”），如《列子御风》《山居吟》《高山》《鹤鸣九皋》《乌夜啼》等也属于阿尔法波音乐，这些曲目以其温馨舒缓的旋律，有助于放松和稳定情绪。除阿尔法波音乐外，还有几类音乐堪称“睡眠守护天使”。古典音乐便是其中之一，像《哥德堡变奏曲》《春江花月夜》《平沙落雁》等，这些音乐的节奏、旋律与和声经过精心编排，能够舒缓神经，让人的身心逐渐放松下来。

自然音效同样不容小觑，雨声、海浪声、风声等，如同大自然这位神奇演奏家奏响的美妙乐章，《森林狂想曲》《雨的印记》等，这类声音能够营造出宁静的氛围，仿佛构筑了一个远离喧嚣的世外桃源，让疲惫的心灵得到栖息。聆听时间建议在睡前30~60分钟，在音乐的陪伴下，逐步从清醒状态过渡到睡眠状态。同时，由于不同人对音乐的反应不同，如同不同花朵对阳光雨露需求各异，所以要根据自身感受调整音乐和聆听方式，找到最适合自己的音乐和聆听节奏。

二、芳香助眠

芳香以精油的香气分子作为灵动的药引，当这些香气分子飘入鼻腔，就如同一个个轻盈的小精灵，顺着嗅觉神经，让你的肌肉像松开的弹簧一样松弛下来，情绪也如同被春风轻拂的湖面，逐渐舒缓，从而产生那种美好惬意的生理感受。高香度的植物花瓣、枝叶，经过提炼后形成精华，可透过人体的毛孔，如同细密的春雨渗入大地一般，吸收渗透至内皮深层组织及脂肪部分，将它们的力量输送到身体各处。在助眠的芳香世界里，薰衣草、橙皮、玫瑰等是最常用的“小卫士”。玫瑰和柑橘更是其中的佼佼者，在对抗失眠这场战役中，它们比薰衣草效果还要显著。可以把精油滴在手帕或面巾纸上，轻轻闭上眼睛，将手帕盖住鼻子，那一刻，仿佛被香气温柔包裹。进行深呼吸时，就像在花海中尽情呼吸，放轻松，呼吸8~10次，接着试着腹部呼吸，让精油香气像欢快的小鱼一样，深深游进我们的身体，然后张口呼气。重复这个过程后，将手帕放在枕边，就像有一位温柔的香伴陪伴我们入睡。也可以把精油滴入盛有沸水的玻璃碗、陶瓷或不锈钢碗里，随着水蒸气这个“舞台”扩散在空气中，简单又有效地缓解失眠。

三、穴位助眠

穴位就像身体上的“信号接口”，通过刺激这些接口，调节“神经电流”，让过度活跃的脑区“关机休息”，同时激活放松系统，帮助你更快地进入梦乡。穴位是人体经络点上特殊的位置，不同的穴位按摩可产生不同的效果，百会穴、太阳穴、印堂穴、内关穴、神门穴、三阴交穴、涌泉穴等穴位有助于睡眠。百会穴位于前发际正中直上 5 寸（1 寸=3.33cm）；太阳穴位于额部的两侧，眼眶的外上部，延伸至耳上沿；印堂穴位于额部，两眉头中间；内关穴位于腕横纹上 2 寸，掌长肌腱与桡侧腕屈肌腱之间；神门穴位于腕掌侧横纹尺侧端，尺侧腕屈肌腱的桡侧凹陷处，三阴交穴：足内踝尖上 3 寸，胫骨内侧缘后方，涌泉穴：足底部，蜷足时足前部凹陷处（图 4-15-1）。太阳穴就像“大脑的散热器”，通过按摩放松太阳穴来降低脑内的紧张感，减少你睡前思绪的杂乱而引起的入睡困难。百会穴相当于“大脑的电源总控”，改善因焦虑或过度思考出现的入睡困难，恢复大脑夜间“待机模式”。进行按摩时以按揉法或点按法为主，按摩手法柔和，力量强度温和坚定，用力保持均匀，快慢节奏一致，保持动作和力量的连贯性，按摩的适宜感受以自觉局部酸、麻、胀、痛等感觉为准。以食指指腹按揉相应穴位，可以由上到下、由左到右的顺序进行按摩，每穴 3~4 分钟，共 15~20 分钟，每天 1 次。

四、光照助眠

我们可以把人体的生物钟想象成一个古老的座钟，时间长了，指针会出现偏差。而光照就像是那个重新调整指针的人，通过特定的光线照射，让生物钟重新回到正常的轨道。具体来讲，光照疗法则是利用特定波长和强度的光线，作用于视网膜，进而影响大脑中

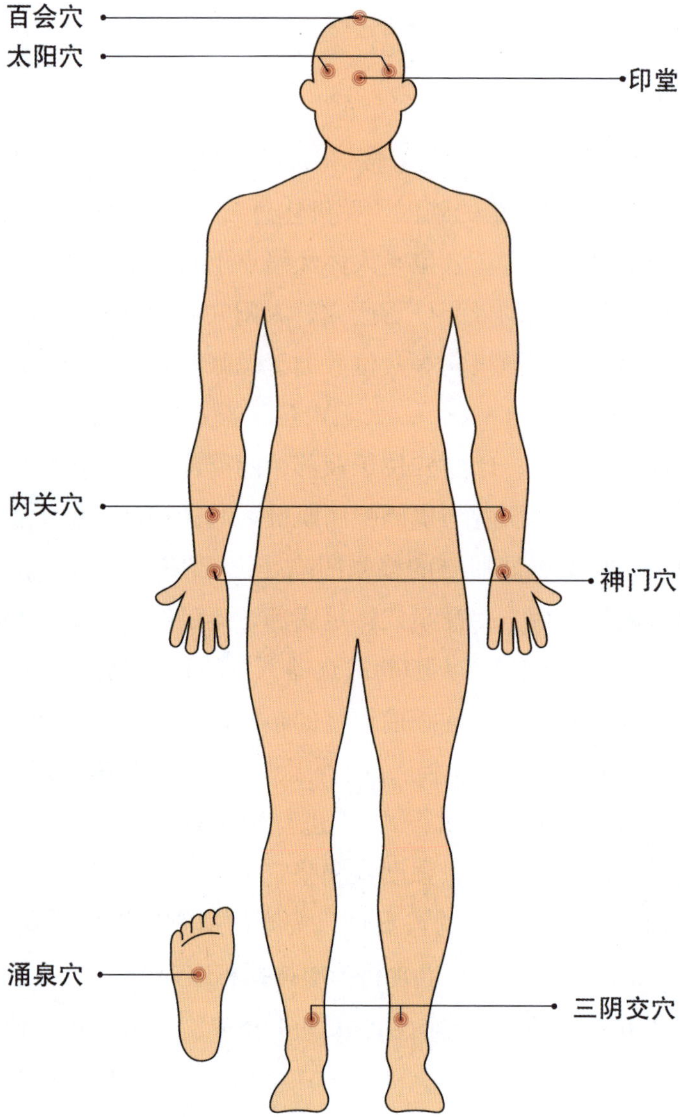

图 4-15-1　穴位图

的生物钟调节中枢——视交叉上核。如同给睡眠生物钟进行精准校准，帮助你建立稳定的睡眠节律，更好地迎接每一个甜美的梦乡。

你可能会认为光照不就是多晒太阳？其实不是。晒太阳时光照强度和时长等难以精准把握。在进行光照之前，建议挑选一件优质的光疗灯，能模拟自然阳光的光谱和强度，确保其光照强度达到3 000~8 000勒克斯（K）。同时，要关注光疗灯的色温，5 000~6 500K的色温接近自然光，能给人带来舒适的光照体验。优先选择短波蓝光或白光，波长峰值接近460纳米。

光照疗法什么时候做都行，没有严格时间限制吗？实际上，上午9：00—11：30是光照最好的时间点，可以有效地吸收光线。而傍晚或晚上光照，就像给大脑发送错误的时间信号，会扰乱正常睡眠节律。一般每次照射至少1小时，让大脑充分吸收光信号，从而调整睡眠节律。

开启光疗灯后，不要直视，就如同我们不能直视太阳，以免伤害眼睛。可以坐在光疗灯前方，保持45~60cm的距离较为合适，光线均匀地照射到面部和眼睛周围，如同沐浴在温和的阳光中。在这期间，可以正常进行一些轻松的活动，例如阅读书籍、听音乐，只要保证眼睛能接收到光线即可。整个过程中，如果出现眼睛不适、头痛、恶心等症状，应立即停止光照，并咨询医生。同时，要确保光疗灯放置在稳固的地方，避免倾倒造成损坏或意外伤害。

16
社交激发大脑认知活力

社交，宛如一条无形却坚韧的纽带，贯穿了人类发展的漫长历程。回溯到早期人类阶段，古猿们相互梳理毛发，这看似简单的行为，实则是它们加强群体联系、交流情感的独特方式，如同为文明社会的大厦奠定了基石。随着时光流转，文明社会逐步成型，管鲍之交、知音之交、胶漆之交等千古佳话层出不穷，淋漓尽致地展现出社交在推动社会发展、促进个人成长以及维护身心健康等方面的关键作用。倘若把社交比作一场旅行，那么每一次真诚的交流、每一个温暖的互动，都是旅途中独特的风景，它们共同构成了丰富多彩的社交图景。

作为社会中的个体，我们都在社交的舞台上扮演着各自的角色，或主动登场，或被动参与。有些人仿佛天生自带光芒，性格外向、能说会道，总是迫不及待地投身社交之旅；而有些人则如同羞涩的小鹿，不善言辞、胆小怯懦，不自觉地减少社交活动，有时，身体的不适、心理的困扰，抑或是因疾病而生的情绪，也会成为人们抗拒社交的藩篱。

你发现有一些老年人，经常参与社交活动，就像经验丰富的旅行者，收获颇丰。一方面，积极的社交活动是抵御阿尔茨海默病的坚固盾牌。持续保持社交活跃，如同为这场旅行注入源源不断的动力，提高认知储备，延缓疾病进展。每一次社交活动，都像是旅途中的一次挑战与探索，需要大脑像导游一样，不断处理信息、理解情感、推断他人意图。这些过程让大脑飞速运转，神经元之间的信息传递如同旅行中的顺畅交通，高效快捷，从而构建起更具韧性的神经元网络，抵抗记忆衰退，提升大脑的认知健康水平。另一方面，社交活动又像是旅途中的温暖驿站，帮助人们与社会网络建立积极联系，增强价值感和归属感，缓解焦虑、抑郁带来的压力，调节激素分泌，降低炎性反应，守护大脑中与认知功能相关的区域。

国外一项研究对 2 040 名 65 岁以上老年人进行 3 年随访，发现经常参加社交或旅游、零工、编织、园艺等休闲活动的老年人，患痴呆的风险更低。一项始于 1997 年的长期项目，通过年度临床评估跟踪了 1 923 名未患痴呆症的老年人，平均随访时间为 6.7 年，社交活动较少的老年人平均在 87.7 岁时开始出现痴呆症状，而最活跃的群体则推迟至 92.2 岁，相差近 5 年。对于轻度认知障碍而言，社交活动最少的群体平均发病年龄为 74.2 岁，而最活跃的群体则为 79.1 岁，同样相差近 5 年。Hughes 等学者对 816 例轻度认知障碍老年人进行为期 3 年的随访发现，这些老年人从轻度认知障碍发展为重度痴呆的可能性，与他们参与社交活动的频繁程度紧密相连，参加社会工作、活动、会议、志愿者活动、与家人/朋友聚会等社交活动的频次越多，可以预防和延缓认知功能的下降。明晰了社交对大脑的保护作用后，我们来看看如何才算真正参与社交。

社交没有固定模式，只要具备“社会性”和“互动性”的活动，都属于社交的范畴。社会性如同旅行中的同行伙伴，将人们联系在一起；互动性则像是旅途中的交流与分享，让彼此的旅程更加精彩。例如，开朗的张阿姨，总能召集朋友邻居相聚，她们一起郊游、爬山、跳舞，朋友邻居的相聚体现了社会性，而这些深入的交流就是互动性的体现。这样看来，参与社交并不难，你应该明确的是怎样的社交频次对大脑有益。研究指出，每周至少 2 次的社交活动，与降低痴呆患病风险相关。

所以，为了让大脑保持活力，你不妨大胆踏上社交之旅，每周至少参与 2 次积极的社团活动，培养兴趣爱好，与同好者组织聚会、交流，或者探亲访友等社交活动。这也提醒社区卫生服务人员，定期举办茶话会、舞会、讲座、兴趣小组等活动，就如同打造一个个充满活力的社交站点，能够创建良好的社交环境，激发老年人参与社交的热情。

17 理解老年人的社交退缩

我们不愿意看到的是，在生活的各个角落，不少老年人正陷入社交退缩的困境。什么是社交退缩呢？在生活中，许多老年人正在经历一种无声的转变，从曾经的社交达人逐渐转变为独居一角的“隐形人”。他们或许曾是家庭聚会的主角，社区活动的积极参与者，但如今却常常独自一人，沉浸在自己的世界里，就拿邻居邀请下棋这件事来说，过去必定是满心欢喜地应允，现在却总是找各种借口推脱，这种现象被称为“社交退缩”，它不仅影响着老年人的生活质量，也牵动着每一个关心他们的人。

现在，我们一起走进认知障碍老年人的内心世界，看一看社交退缩背后隐藏着的诸多原因。

认知障碍老年人大脑结构发生了变化，尤其是海马体萎缩，影响社交能力，记忆出现了严重的问题，近期发生的事件，与他人的互动经历以及过去的交流场景变得模糊不清，如同飘散的烟雾，难以捕捉。身处社交场合时，发现面对他人提及刚刚发生的事情，他们却一脸茫然毫无印象，这种强烈的困惑和不安，让他们只想尽快逃离这个无所适从的社交环境。随着记忆的持续衰退，语言能力也跟着下降。在与人交流时，仿佛行走在布满荆棘的道路上，每一次开口表达都可能词不达意，理解他人的话语也常常出现偏差，曾经出口成章，如今就像突然失去语言能力的翻译，内心的挫败感促使他们选择了沉默，回避社交互动，只为避免那一次次的尴尬。而这些状况又进一步导致情绪不稳定，恰似六月变幻莫测的天气，说变就变。在社交环境中，这种频繁的情绪波动会让他们感到极度焦虑和不适，仿佛置身于一个完全陌生且危险的世界，于是本能地选择退缩，回到自己认为安全的小空间。

路虽远行则将至，事虽难做则必成。无论做什么事情，动机都是非常重要的，社交亦是如此，然而前额叶萎缩，影响了认知障碍老年人的社交动机，不再像从前一样，希望在群体中获得认同和尊重。不想通过社交获取信息，验证自己的想法和行为。不愿通过社交展示能力和成就。也不相信可以通过社交给自己带来愉悦感。雪上加霜的是，多巴胺和神经递质的失衡进一步影响认知障碍老年人的社交意愿。尤其是在新环境或发生任何变化时，都表现得更加明显，当他们发现自己在早已习惯了熟悉的生活节奏和环境，一旦有所改变，就会感到深深的不安。例如，换了居住场所，或者社区活动地点发生变化，这些看似微小的改变，都会让他们在社交中更加退缩。

随着认知能力的不断减退，曾经熟练掌握的社交技巧，就像即将消逝的夕阳余晖，越来越黯淡。曾经，能轻松自如地与他人谈笑风生，可现在，面对新的社交情境，却变得不知所措，不知道该如何开启话题，也不知道如何回应他人，就像刚刚踏入社交场合的懵懂孩子。

当出现社交退缩问题时，不要害怕，可以通过丰富多样的活动走出自己的小世界，重拾乐趣、收获温暖。

18
重塑认知的不同社交类型

你或许好奇，究竟什么样的社交活动，更适合爱忘事儿的自己，并且为目前的生活带来改变呢？其实，简单安全有意义的就可以，活动时考虑到个人的兴趣爱好，确保社交环境舒适。

家庭，无疑是心灵深处最温暖的避风港。日常陪伴同样不可小觑，茶余饭后，家人陪伴在小区里悠闲散步，聊聊家常，或是晚间时分，一同坐在电视机前，观看轻松有趣的节目，进行简单的交流互动。每周定期举办家庭聚会，一家人围坐一处，一边品尝美食，一边分享生活中的琐碎日常，共同回溯往昔那些充满欢笑与温情的难忘瞬间。这般熟悉且亲切的氛围，能让你真切地沉浸在亲情的环绕之中，进一步强化对家庭的强烈归属感。这些看似平凡的日常点滴，却能极大地舒缓内心的孤独之感，给予满满的安全感。

社区活动也是不错的社交选择。多去聆听健康讲座，获取各种专业知识，交流养生经验。一些社区还会定期组织趣味运动会，参与其中，锻炼身体的同时，也在欢笑中增进彼此了解。戏曲、广场舞、合唱等小型文艺汇演，同样值得参与，像老年合唱团，老人们能在歌声里抒发情感，感受团队协作。也可以积极参与书法、棋牌、绘画、园艺、编织、剪纸等兴趣小组。棋牌类活动最为普遍，像打扑克牌、打麻将，不仅能提升认知能力，更富有挑战性，具有独特的魅力。记忆自己和对手牌，锻炼记忆力，玩家制定策略规则，预测对手行动，提高逻辑能力和问题解决能力，每一次出牌都需要全神贯注地思考，有助于改善注意力，当你凭借策略赢得胜利，那份油然而生的成就感瞬间点燃，即便偶尔失利，也成为生活的调味剂，丰富着你的情感体验。在你来我往的对弈间，思维得到锻炼，复杂思考能力不断提升，认知储备也在不知不觉中日益丰厚。同时，你也可参与一些力所能及的简单志愿活动，例如在社区花园照料植物、在图书馆整理书籍等，能深刻地体会到自身存在的价值。

在医院场所中，医护人员与社会工作者、志愿者在开展社交活动中也扮演着重要角色。医护人员和社工精心组织各类社交活动，像手工制作活动，大家一起折纸鹤，每一次折纸动作如同在复杂拼图中嵌入碎片，交流合作让碎片紧密相连，成型的纸鹤带来成就感与自信；音乐分享会仿若打开通往美好回忆的大门，熟悉旋律是唤醒沉睡记忆的钥匙，大家随音乐哼唱，跨越记忆鸿沟；故事讲述会中，大家围坐分享，每一个人的故事都是内心世界的星星，相互辉映，让大家不再孤单，感受被倾听与珍视。这些丰富多样的社交活动，正是医护人员和社工为你们搭建的通往多彩世界的桥梁。

与宠物互动，开辟了一种别具一格的社交途径。你可以轻轻抚摸宠物柔软的毛发，耐心地给它们喂食，与这些可爱的小动物尽情玩耍。宠物那毫无保留的陪伴与依赖，会让你深切地感受到自己是被需要的，从而极大地增强自信心。而且，宠物活泼可爱的模样，总能在不经意间逗得患者开怀大笑，有效地减轻内心的孤独感。

随着科技的飞速发展，智能陪伴设备打开了一扇全新的社交之窗。虚拟社交在很大程度上解决了空间限制问题，与远在他乡的家人和朋友视频通话，利用互联网组织一些线上的活动，一些专门从事认知症照护工作的专业人士，就曾经举办过虚拟音乐会，它是一种通过数字技术和互联网平台呈现的音乐表演形式，观众可以在虚拟环境中体验现场音乐会的氛围，还可以通过互动功能交谈、点歌与表演者互动，这种形式打破了地理限制，录制后可以反复观看，不受时间限制。2025 蛇年春节联欢晚会亮相的“福兮”机器人和 2025 国际消费类电子产品展览会推出了人工智能（AI）宠物，除了视觉、触觉、听觉刺激，还可以识别主人的动作、语言和面部表情，并给出相应的反应，当你情绪低落的时候，它会安慰你，在你抚摸的时候，它会撒娇，更能根据主人的兴趣爱好不断地让自己进步，提供更准确的情感支持（图 4-18-1）。

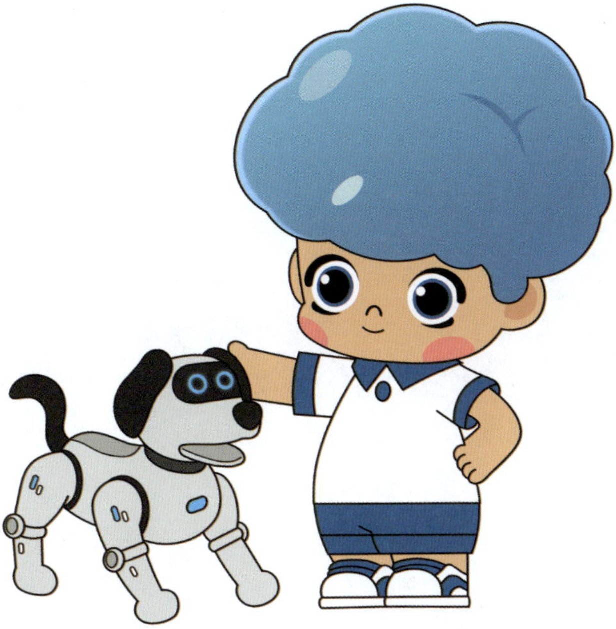

图 4-18-1　人工智能宠物

在开展这些社交活动时，也要遵循一定的原则。先从参加家庭聚会这类小规模、熟悉的活动开始，找回社交感觉，再逐步参加社交规模较大的活动。在选择参与一些社会活动时，可以选择难度适中的项目，难度过大会引发挫败感，过于简单会产生无聊感，每次活动时间不要太长，避免有应接不暇的感觉。活动过程中，照护者要给予积极支持和鼓励，陪伴着融入集体。同时，充分理解老年人社交能力和兴趣的变化，灵活调整活动，设定合理目标，切不可强迫。

社交是心灵的桥梁，对认知障碍老年人而言，更是温暖的慰藉。打破社交退缩，需要照护者用心营造环境、策划活动、智能陪伴，帮助他们重拥多彩的社交生活。

在车水马龙的街区，54 岁的吴女士经营着一家颇受欢迎的快餐店。凭借着精明能干，店里每日顾客盈门，各项事务被她打理得井井有条。然而，不知从何时起，细微的变化悄然降临。阅读菜单时，她的目光开始变得迟缓，原本脱口而出的语句，如今常常卡顿，书写订单时，字迹不再工整，歪歪扭扭如同蚯蚓，驾驶途中，曾经熟悉的交通标识变得模糊不清，罚单也因此接踵而至。

2024 年 4 月，在丈夫的反复劝说下，吴女士走进了医院。认知测评结果显示，MMSE 26 分、MoCA 22 分、临床痴呆评定量表（CDR）0.5 分，正电子发射型磁共振成像系统（PET/MR）结果更是如同一声惊雷——双侧大脑各叶皮质放射性摄取增高，被确诊为轻度认知障碍。得知轻度认知障碍若控制不佳可能发展为痴呆，向来坚强的吴女士，泪水忍不住夺眶而出。“我才 54 岁，还有很多想要做的事情，怎么会得了这个病呢？”她哭道。但想到自己的家庭和未完成的事业，吴女士擦干了眼泪，详细询问医生现在该怎么做。了解到目前只是痴呆前阶段，坚持药物治疗、健康生活方式等一定可以延缓疾病进展，吴女士暗下决心，必须主动出击，打赢这场与遗忘的战争。

从那之后，吴女士踏上了全方位认知康复之路。她严格遵循医嘱，按时前往医院接受药物治疗，将生活的每一个角落，都变成了对抗疾病的战场。饮食革命率先打响。她果断舍弃了白米饭，将主食换成了各类粗粮，彻底告别了精制谷物。家中的冰箱里，三文鱼、鳕鱼成了常客，她还会精心熬制鱼骨汤，为身体补充营养。“深海鱼富含 ω-3 脂肪酸，对大脑很有帮助。”她常常向丈夫这样解释。运动同样成为了她生活的一部分。每天清晨，她都会在家中铺开瑜伽垫，随着舒缓的音乐，认真完成猫牛式、树式等动作，拉伸每一块肌肉。天气好的时候，她会和丈夫背上登山杖，走进大自然，呼吸新鲜空气，锻炼体魄。而最令人惊叹的，是她的“脑力特训”。每天清晨，吴女士都会坐在书桌前，背诵经典古文，从磕磕绊绊到一字不差，《滕王阁序》早已烂熟于心。她还会进行数学运算练习，从最初的5分钟解一道三位数加减法，到后来10分钟能完成20道题。为了锻炼记忆力和思维能力，她将生活中的每一件小事，都变成了训练的素材。“37加45等于82，再乘以3是246……”地铁车厢的颠簸中，吴女士闭着眼睛心算着三位数混合运算。手机备忘录里存着上百道自编算术题，连医院缴费单都成了训练道具：“挂号费42元，医保报销28元，自付14元，没错。”她将生活的每个场景都变成了认知训练场，就连发微信都坚持手写输入：“语音输入法会惯坏我的海马体。”情绪管理也是吴女士康复路上的关键一环。每当遇到烦心事，她都会找一个安静的角落，闭上眼睛，深呼吸，在心中默念自创的口诀：“生气一分钟，脑子老一天。”通过这种方式，她始终保持着积极乐观的心态，从容应对康复过程中的种种挑战。

日复一日的坚持，终于换来了令人欣喜的成果。当6个月后复查显示MMSE评分跃升至27分、MoCA评分跃升至25分时，这样的改变就像一剂强心药坚定了吴女士坚持治疗和训练的决心。并立下誓言：“要让更多人与遗忘赛跑！”现在，她已经成为我们的健康教育大使，每次病友会都会积极分享自己严苛的日常生活日程。如今，吴女士的记忆力和思维能力不仅恢复到了从前，甚至比丈夫还要出色。站在人群中，她目光炯炯，谈吐自如，丝毫看不出曾被疾病困扰。她用自己的亲身经历告诉我们：积极主动的康复态度，健康的生活方式，以及系统的记忆训练，认知功能完全可以逐步改善，每个人都能成为自己健康的主宰者。

第五篇 激发思维活力的“妙招”

在认知障碍的迷雾中，人类始终在寻找指引方向的灯塔。当我们目光只聚焦于药物治疗时，却忽视了另一片充满生命力的原野——非药物干预领域正在绽放异彩。现代医学研究揭示，认知功能的衰退过程并非一条不可逆行的单行道，大脑具有令人惊叹的可塑性。通过科学的非药物干预手段，我们完全有可能重塑认知生态，唤醒沉睡的神经突触。

现代医学正以更为广阔的视野，探索守护认知健康的新路径——从利用数字疗法技术构建的“虚拟认知健身房”，到运用经颅磁刺激的磁场能量激发神经重塑；从利用音符叩响情感记忆之门，到通过岁月沉淀回溯生命故事，再到凭借指尖动作破译神经活化密码。非药物干预领域正运用科学与人文相结合的智慧，巧妙地编织出一张全方位、多维度的认知保护网。

01 玩转大脑，认知干预新策略

什么是认知干预策略？如果把大脑比作一台电脑，那么认知功能就是它的操作系统，认知干预策略就像是给这台电脑安装优化软件、清理垃圾文件、升级硬件配置，让它运行得更快、更顺畅。如果电脑卡顿了，我们不会轻易选择废弃，而是借助专业的“系统修复工具包”进行修复与优化。同样，面对大脑出现认知问题时，认知干预策略扮演着多管齐下的“神经修复工具箱”角色。

一、认知干预策略：多维度赋能思考的“神奇工具”

具体来说，认知干预策略就是通过科学的方法来改善大脑的认知功能。中华医学会神经病学分会痴呆与认知障碍学组撰写的《认知数字疗法中国专家共识（2023）》中定义认知功能包括感知觉、记忆力、定向力、注意力、逻辑推理、执行功能、语言功能、情感和社会认知等。当认知功能出现问题时，例如记忆力下降、注意力不集中、判断力减弱，认知干预策略就像是一位“大脑教练”，帮助大脑重新找回最佳状态。

与其他方法相比，认知干预策略有什么特别之处呢？

个性化定制。每个人的大脑都是独一无二的，认知干预策略可以根据个人的具体问题量身定制。例如，记忆力差的人可以重点训练记忆技巧，注意力不集中的人可以通过专注力训练来改善。

科学性。认知干预策略基于大量的心理学和神经科学研究，如通过训练可以改变大脑的结构和改善认知功能，即“神经可塑性理论”。研究证实，日历和提醒闹钟等辅助工具能够有效改善获得性脑损伤患者的前瞻记忆和执行功能。

趣味性。当下，认知干预策略愈发强调趣味性。例如，借助虚拟现实（VR）游戏来训练空间认知能力，或利用平板电脑小游戏 APP 开展记忆训练。此类方法使训练过程趣味盎然，更易让人持续坚持。基于视频、音频及网络等构建的智能辅助系统，犹如照护者的“军师”，能够有效帮助认知障碍护理人员做出更精准的护理决策。

预防性。认知干预不仅用于痴呆常规治疗，更可预防痴呆发生。日常脑力训练能为大脑构筑坚固防线，有效降低老年痴呆发病风险。这一过程恰似定期为电脑做系统维护，及时清理冗余、优化运行，让大脑始终处于良好状态。

长期效果。与药物和手术治疗不同，认知干预策略着重培养大脑的自我修复和优化能力。持续训练促使大脑形成新的神经连接，治疗效果更持久。一项包含 270 名被试者的随机对照试验显示，认知训练的效果至少可维持 12 个月。千万不要小看这 12 个月，它可以显著降低轻度认知障碍患者转化为痴呆的比率，降低医疗成本及照护者负担，为后续干预争取宝贵时间窗。其核心价值在于将“被动治疗”转化为“主动健康管理”，推动精准防治理念的实践。

由此可见，认知干预是针对大脑这台“超级计算机”的精准化治疗，现在就为你的大脑开启智能升级之旅吧！

二、认知干预策略分类：找到你的“大脑保养套餐”

认知干预策略多种多样，就像是为大脑量身定制的保养套餐。根据干预目标的不同，可以分为记忆训练、注意力训练和执行功能训练。例如，图片联想记忆法就像是给大脑配备了一个“记忆收纳盒”，舒尔特方格训练则像是给大脑装了一盏“聚光灯”，而迷宫决策游戏则着重于锻造大脑的“指挥官”功能。通过规律训练，这些策略能有效激活神经通路，提升信息处理速度与认知灵活性，让大脑运行更高效流畅。

从干预方式来看，认知干预可分为“硬件升级型”与“软件优化型”。前者如同对大脑开展物理层面的“设备维护”，例如，经颅磁刺激和经颅电刺激等神经调控技术可直接作用于大脑神经活动，调节神经元兴奋性及神经网络连接，优化基础生理功能。其具有起效快、靶向性强的特点，适用于器质性精神障碍或重度认知障碍的辅助治疗。后者则类似于功能层面的“程序优化”，通过行为训练或心理策略重塑认知加工模式，提高大脑信息处理效率，包括镜像疗法和运动想象训练等方法，具有无创且可长期应用的优点，适合轻度认知障碍的预防性干预或与其他疗法联合使用。二者各具优势，共同为大脑提供全方位的保养服务。

按适用人群分，认知干预也可以根据不同年龄段的需求进行定制。如儿童可以借助乐高积木训练空间认知功能，上班族可以用番茄工作法提升专注力，老年人则可通过广场舞和电子脑力游戏组合来保持大脑活力。

三、认知干预形态升级：从“苦口良药”到“智慧糖果”

认知干预的形态也在不断升级，认知干预的形式不断进化，早已从最初的“苦口良药”转变为如今的“智慧糖果”。载体革命推动认知干预走出诊室，融入日常生活：传统的纸质训练手册被平板电脑 APP 取代，医院里的大型仪器缩小为家用可穿戴设备，固定的训练课程变成了碎片化微训练。

技术融合更是让认知干预如虎添翼。VR 与认知训练结合让恐高症患者在虚拟玻璃栈道练习情绪调节，AI 根据用户的游戏数据量身定制个性化训练方案，区块链技术与认知银行概念相结合，将每日的脑力锻炼转化为可积累的“认知币”。这些技术的融合，赋予了认知干预更高的智能化和个性化的体验。

体验升级也让认知干预变得更加有趣和上瘾。游戏化的设计理念让完成训练任务如同玩《脑力王者》一样有趣；社交激励机制鼓励用户与好友组队共同挑战“脑力 Boss”；即时反馈机制则在用户完成注意力训练后迅速生成脑电图报告。这些改进使得认知干预不再是枯燥乏味的练习，而是一种令人享受的体验。

预防型干预则是认知干预的最新趋势。智能手环监测睡眠质量预测潜在的认知风险，语音分析软件能够通过识别说话中的停顿，助力早期阿尔茨海默病的检测，眼动追踪技术评估注意力水平。这些技术如同为大脑配备了一套“天气预报”系统，使人们能够提前洞察并预防认知问题的发生。认知干预策略的进化，实际上是人类对大脑认知不断探究的过程。从单一的训练模式到多维度的综合干预，从依赖人工经验到借助智能科技，从专注于疾病治疗到致力于潜能开发，认知干预正逐步实现从“治疗疾病”到“预防未病”的转变。未来，将有更多创新的方法和策略助力我们玩转大脑，实现系统升级。

02 揭开认知数字疗法的神秘面纱

你已经了解到，发生认知障碍的主要原因为β-淀粉样蛋白异常沉积和Tau蛋白异常磷酸化，这两种病理变化导致大脑代谢产生的垃圾得不到及时有效的清理，不断积累，进而阻塞神经元细胞间的信息交流。因此，大部分药物研发主要聚焦于清除大脑内的淀粉样蛋白异常沉积，或者抑制Tau蛋白异常磷酸化，从而减少神经纤维缠结的形成。认知数字疗法作为一种新兴的非药物干预手段，是认知干预策略中的一种，为痴呆的预防和早期干预提供了有益的补充。那么，什么是认知数字疗法呢？让我们一同揭开其神秘面纱。

一、认知数字疗法=认知+数字疗法

我们将认知数字疗法拆解为“认知”与“数字疗法”两部分来分别理解，当了解了认知是什么以及数字疗法是什么之后，自然而然就了解了认知数字疗法的含义。

（一）认知

认知是心理学里的一个概念。简单来说，认知就是人们获取或运用知识的过程，也是大脑处理信息的过程，更是人类最基础的心理活动。认知包含了感觉、知觉、注意、记忆、思维以及语言等多个方面，可以说我们的日常生活中的各种活动其实都是认知活动的过程，接下来我们结合一些例子来理解认知具体是什么。

感觉，即感觉器官对外界事物特定属性的感知，例如，眼睛可感知光线的明暗与颜色，耳朵能察觉声音的高低与音色。

知觉，则是将各种感觉器官获取的信息整合起来，从而对事物形成整体认知。例如，看到苹果时，我们不仅知道苹果的颜色与形状，还能感知其触感与口感，进而形成对苹果的完整知觉。

注意，通俗来讲就是我们的心理在某一时刻把焦点放在特定的事物上，例如，阅读时注意力便集中在书本文字上。

记忆，是指将过往经历、所学知识等存储于大脑，并能在需要时回忆起来的过程。这个过程包括记住、保存以及再认或回忆等环节。

思维，是我们通过语言、脑海中的图像或者动作，间接地、概括地去了解事物。例如，从天气预报得知今日降温，从而想到要增添衣物，这一连贯过程就是思维的运作。

语言，是人们交流最重要的工具，也是一套符号系统。我们用语言表达想法和感受，也通过语言明白别人的意思，实现信息的传递与交流，在认知活动中，语言扮演着承载与连接的重要角色。

认知是一个复杂的心理过程，帮助人们认识世界、获取知识，并对外部环境做出适当的反应。我们常说的“人老了，糊涂了，记忆力差了”“小孩子上课注意力不集中”等，实际上描述的都是与认知相关的变化或问题。

（二）数字疗法

数字疗法本质上是一种用于治疗、管理或预防疾病的疗法，与传统的服药、手术等治疗方式不同，其显著特点在于“数字化”。因此，深入理解数字疗法中的“数字”至关重要。

在数字疗法中，“数字”的核心内涵体现为软件驱动。数字疗法以软件为基础，而软件是计算机程序，即应用软件，例如常见的微信，它需要依托硬件（如手机、电脑、平板）运行，我们在手机上使用微信聊天正是软件在硬件上运行的体现。我们再回到数字疗法的软件里，在数字疗法产品中，软件具有信息记录、分析、可视化或者控制医疗器械等功能，数字化软件作为疗法的载体，实现了数字疗法的数字化转型。

（三）认知数字疗法

现在，我们可以再把刚刚的概念综合起来来理解什么是认知数字疗法了，认知数字疗法其实就是数字疗法在认知障碍诊疗领域的创新应用，即针对认知障碍的数字疗法。根据《认知数字疗法中国专家共识（2023）》，认知数字疗法的定义为：由软件程序驱动，为认知障碍患者提供基于循证医学证据的数字化诊疗措施，包括数字化认知评估、预防、治疗和管理等内容。认知数字疗法是以脑认知科学研究为基础，依据科学研究结果与人工智能算法，通过多维传感器采集行为信息，实现软件驱动的数字化认知评估与干预。简单来说，是指利用图片、影音文字、动态互动程序等多媒体形式，构建成内容丰富的多认知域训练模块，通过科学的训练方案有效激活大脑特定的网络区域。

二、认知数字疗法：专属这些人群的思维“救星”

《认知训练中国指南（2022 年版）》指出，认知数字疗法的适宜对象包括正常的老年人、主观认知下降患者、轻度认知障碍患者、痴呆患者以及其他疾病伴发的认知障碍。众多随机对照临床试验及荟萃分析的结果均表明，认知数字疗法能够有效改善受试者的整体认知功能，显著增强执行、记忆和视空间功能等，并能有助于延缓受试者日常生活能力的退化。一项纳入 90 项随机对照研究、共 7 219 名受试者的荟萃分析结果显示，针对多认知域的认知训练是改善健康老年人认知功能最有效的方式。

对于主观认知下降患者，认知数字疗法在一定程度上能提升记忆功能和改善整体认知能力，并能有效延缓病情向轻度认知障碍阶段的进展。在轻度认知障碍患者中，认知数字疗法不仅改善了记忆、执行、注意力和语言功能，还提升了整体认知水平，同时对抑郁等精神症状有积极作用。针对轻度认知障碍不同亚型的认知训练研究显示，认知训练可明显改善遗忘型轻度认知障碍患者的记忆、语言和执行功能。

对于痴呆阶段患者，大部分研究发现认知数字疗法同样具有显著疗效。一项纳入 17 项随机对照研究的荟萃分析显示，无论短期（≤10 周）、中期（10 周<干预时间<20 周）还是长期（≥20 周）的干预，认知数字疗法都能显著提升阿尔茨海默病患者的整体认知功能，但该疗法对日常生活能力的改善效果并不显著。轻、中、重度痴呆患者都可进行认知训练，但认知数字疗法只适用于轻度及中度痴呆患者，重度痴呆患者建议采用一对一人工教学或认知刺激疗法。

除此之外，认知数字疗法可以全面改善神经系统疾病患者的认知功能。认知数字疗法还可以为不同神经系统疾病患者带来认知功能的全面改善，显著提升日常生活能力和自我管理能力。一项纳入 20 项随机对照试验的荟萃分析发现，计算机辅助认知数字疗法对多发性硬化患者的注意力、加工速度和执行功能有中等程度的改善作用，对帕金森病患者的工作记忆、加工速度、执行功能等认知功能也有提升效果，提升脑卒中患者急性期和恢复期的整体认知功能。对于注意缺陷多动障碍儿童，该疗法可改善记忆功能，尤其是针对工作记忆的认知训练展现出长期和远迁移训练效应。在重度抑郁和精神分裂症患者中，认知数字疗法有助于改善情绪、认知功能和日常生活能力。

03 了解认知数字疗法的底层设计

认知数字疗法作为一种新兴的医疗手段，近年来在全球备受关注和广泛应用，其个性化、自适应的训练任务已成为认知障碍非药物治疗领域的重要干预手段。但是，认知数字疗法具体包括哪些内容，如何实施干预以及效果如何呢？下面将为大家抽丝剥茧，深入浅出地介绍认知数字疗法的底层设计。

一、认知数字疗法起效逻辑：神经可塑性

神经可塑性是大脑终生具备的一种能力，它能够改变神经元细胞之间的连接，以不断适应人生的变化。正所谓“活到老，学到老”，我们的大脑可通过持续学习实现改变，这是认知数字疗法的理论基础。

神经可塑性主要体现在结构可塑和功能可塑两个方面。结构可塑是指借助学习或训练，突触、神经元建立新的连接并增加大脑体积，例如认知训练后大脑皮质灰质体积和海马体积的增加。功能可塑则表现为突触的反复活动促使突触传递效率提升，这便是长时程增强效应（图 5-3-1）。

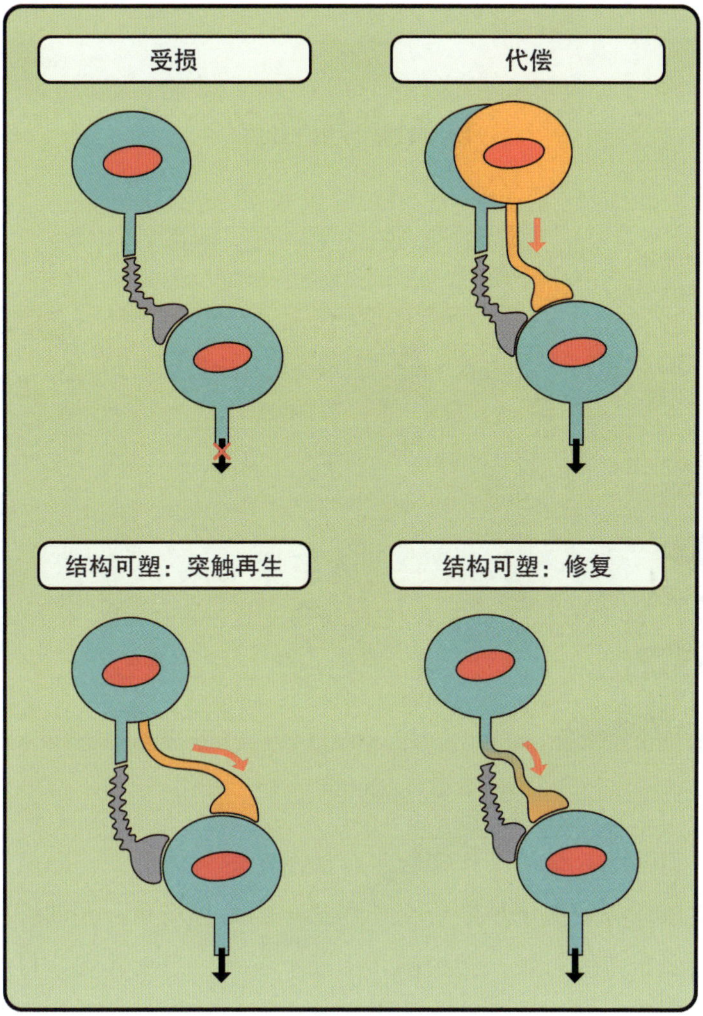

图 5-3-1 神经元可塑性示意

二、认知数字疗法的实施：认知训练任务

说了这么多，认知数字疗法到底是个什么东西？长什么样子？可能还是没有一个直观的印象，接下来通过一张认知数字疗法的实施图来认识一下（图 5-3-2）。

认知训练任务

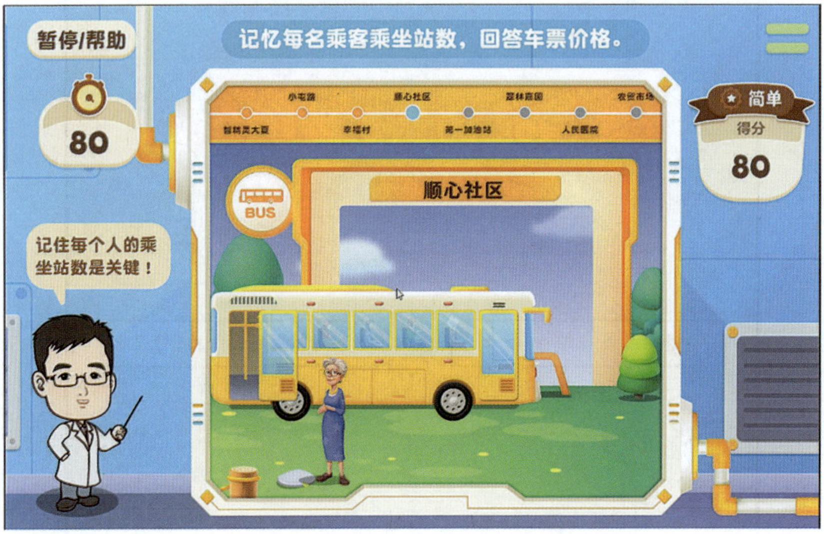

图 5-3-2　认知数字疗法产品形式

上边的图片是一个认知数字疗法落地的具体形式，即认知训练任务。该任务模拟了早期公交车售票员的工作场景。在训练中，公交车沿固定路线行驶，途中乘客不断上下车。当乘客到达目的地下车时，训练者需回忆该乘客的上车站点，计算行程站数并收取相应车票。这一任务旨在锻炼记忆力。那么这样的训练任务是具体怎么实现对于认知的干预的？这里就不得不提到一个心理学中的概念—范式，范式这个概念也可以按照字面意思来理解，范是规范，式是公式，也就是公认的一套标准。范式的意思就是心理学中大家通用的用来评估或训练某种脑能力的实验程序，我们结合一个实例来理解（图 5-3-3）。

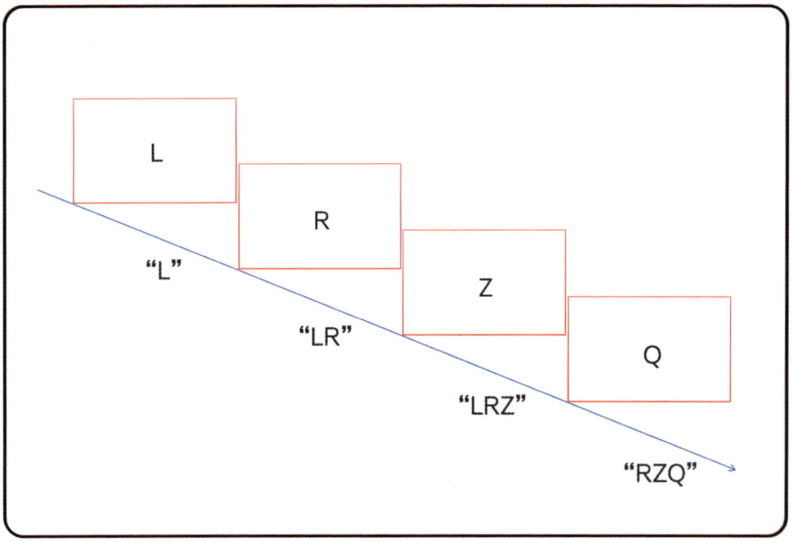

图 5-3-3　范式示意
L，R，Z，Q 为列举的字母。

这是处于研究阶段或者实验室环境中使用的范式的样子，一般为了避免干扰使用一些简单的刺激，例如数字、字母。这个范式要求训练者回忆最近出现的三个字母，需要我们不断刷新我们的记忆内容，始终记忆最近出现的 3 个字母。这个范式叫作“活动记忆范式”，是一个工作记忆能力的经典范式。同时，这个范式也是我们上边介绍的训练任务的底层设计范式，售票员需要不断刷新记忆的乘客，如果有乘客下车就无须再记忆这个乘客哪一站上车了，如果有新的乘客上车就需要开始记忆这个乘客从哪一站上的车，售票员要记忆的就是现在车上的乘客（数字资源 5-3-1）。

数字资源 5-3-1　认知训练任务——都市公交车演示

这个范式已经被大量研究证明可以用于训练工作记忆能力，所以我们基于这个范式改编的训练任务也保留了范式的起效因子，同时对比范式和训练任务我们也可以看出训练任务在界面风格上更加美观，在任务设计上也更加有趣，这其实是认知数字疗法为范式包裹了一层“糖衣”，使训练者更容易接受认知数字疗法，能更加投入训练，也更容易坚持长期训练，取得更好的干预效果。

结合神经可塑性原理我们来总结梳理一下认知训练任务是怎么达到对于认知能力的训练效果的：首先，基于范式的训练任务设计保证了认知训练任务是针对了哪一个特定的脑能力，也就是认知训练任务具体可以训练到哪一个脑能力；之后，训练过程中对应的脑能力就会得到激活和锻炼，本质上来看是这个脑能力相关的神经元细胞和神经元细胞之间的信息传递得到持续激活；最后，基于神经可塑性原理，这些神经元细胞会得到重塑，生长出新的突触连接其他神经元细胞，同时神经元细胞之间的信息传递的效率也会加快。

三、认知数字疗法：24 小时私人教练

早期的认知干预方式多为线下的纸质训练，例如做算术题、填字游戏等，训练的素材有限且枯燥，大部分老年人难以坚持超过 1 个月，而且这种形式的训练需要康复师或者家属陪同，对于陪练人员的专业程度要求较高。相比之下，认知数字疗法如同为大脑配备了“24 小时私人教练”，融合医学原理与智能科技，为用户提供个性化训练方案。其游戏式训练设计融入丰富色彩、声音与触觉刺激，更有效地激活大脑，且趣味性增强，助力长期坚持训练。

认知数字疗法得以实现全天候陪伴主要得益于两大法宝：难度自适应和训练任务方案 AI 智能推荐算法。

难度自适应是训练任务内嵌的一套自适应算法，可根据训练者的实际表现自动调整难度，直至达到最能反映训练者能力水平的难度后趋于稳定，并在下次训练时增加记忆难度，使训练者在自身的“最近发展区”内进行训练，达到最佳训练效果。例如在“记电话号码”任务中，当训练者准确完成时，系统将增加记忆长度；若连续两次失败，算法则自动降低难度，确保训练者始终在“最近发展区”训练，以达到最佳效果。

任务方案AI智能推荐算法，AI智能调节的认知训练任务方案是在基于训练者的病症、年龄、评估结果、训练情况等信息综合评估，精准描绘其脑能力水平，实现个性化训练方案推荐。每个人的认知能力水平都是个性化的，所以基于个性化的脑能力的评估算法实现了个性化的训练任务方案推荐。此外，干预方案是每天更新的，根据训练者前一天的训练情况算法会智能调整训练者的训练方案。总之，推荐算法集合了大量临床专家的经验和用户数据，可以为用户打造专属、实时优化的高效训练方案，是一位专属于用户的私人医生。

04 展望认知数字疗法的未来发展

认知数字疗法是一个新兴的疗法，目前的行业发展还处于一个持续发展的阶段，但是可以肯定的是认知数字疗法是一个很有潜力的疗法，随着技术的发展和研究的深入，相信认知数字疗法会不断完善，造福于更多有健脑和认知康复需求的群体。

一、认知数字疗法陪护训练的新模式

在认知数字疗法的实际应用过程中，虽然现在行业内的大多数认知数字疗法产品的操作说明已经相对清晰，但还是有一些患者仍需要辅助和陪伴，尤其是认知障碍比较重的患者。针对这一问题，未来的数字疗法可能会有以下几种发展方向：双人形式的认知训练和 AI 虚拟人陪伴。

双人形式的认知训练，这种形式的训练适用于有固定训练伙伴的患者，例如患者的伴侣、子女等等。双人形式的认知训练主要分为竞争类和合作类两个大类，双人训练形式下训练者会更加投入，训练效果会更好，而且在训练过程中的互动和交流也是一个很好的社交场景，对于情绪和社会适应能力也会有积极的影响。

在临床案例中我们可以发现带认知障碍患者来医院治疗大多数是患者的子女，但实际居家照护患者的还是以伴侣为主，子女由于工作繁忙往往难以抽身参与到患者的日常认知数字疗法治疗中。随着 AI 技术的发展，未来我们每个人都可以定制属于自己的虚拟人形象，这样子女就可以定制好自己的虚拟人形象并将其配置在认知数字疗法的软件中，实时指导和提醒训练者完成训练，这样就可以实现近乎于真实的陪伴了。

二、认知数字疗法升级：用户的全科私人医生

随着年龄的增长，认知障碍的发病率逐渐升高，流行病学调查结果显示认知障碍疾病的发病率随年龄增长而增高，尤其是老年人。同时，老年人易患高血压、糖尿病等慢性病，这些疾病会加重认知障碍。所以认知数字疗法未来的发展方向应该是在认知干预的基础上，同步干预影响认知功能的其他因素。例如，心脏病伴发认知障碍的患者，由于记忆力减退忘记吃药，药物管理失控，进而加重心脏病，心脏供血能力下降，脑灌注不足，形成恶性循环，最终加重认知功能缺损。此时，我们可以在认知数字疗法软件上设计用药管理和提醒模块，到了用药时间软件发出语音提醒并弹出指导用药的页面，帮助患者正确服用药物。此外，饮食和日常生活习惯对认知功能也有显著影响。合理的饮食结构，智能推荐有利于大脑营养补充的食物可以作为患者每日饮食的指导清单；在认知训练之余认知数字疗法根据患者身体状况制定个性化运动方案，帮助养成良好的运动习惯，这对于认知的保持具有积极作用。

最后，认知数字疗法未来应该以干预软件为平台，联动智能手环等设备综合评估监测患者血压、睡眠质量和脑健康水平等生理指标。针对患者的生理指标提供专业的医疗建议，并与就诊医院和医生的信息通道联通，实现及时干预。

三、事半功倍，认知数字疗法和其他疗法的融合

认知障碍疾病目前为止还是一个较为复杂的疾病体系，其发病机制尚未完全明确，而且目前存在多种已知的致病途径。因此，单

个干预方式可能只针对某一特定的致病机制。未来的治疗趋势可能是综合多种治疗手段，同时针对多个致病机制，以增强治疗效果，这可能也是认知数字疗法未来的发展方向。例如，40 赫兹的神经振荡已被大量研究证实对认知干预有效，其作用机制在于清除大脑代谢废物。若将此方法与旨在重塑神经元连接的认知数字疗法相结合，可能会为患者带来更显著的康复效果。

再例如，认知数字疗法和药物的联合使用，以及和其他非药物干预方式的联用，都已取得了良好的临床效果。认知数字疗法联合有氧训练能够改善认知正常老年人的执行功能和注意力，并对注意力产生持久影响。认知数字疗法联合高频重复经颅磁刺激能够改善阿尔茨海默病患者的认知功能和皮质代谢水平。认知数字疗法联合经颅直流电刺激可显著提升脑卒中患者的执行功能和日常生活能力。

未来，随着大家对于认知障碍疾病的认识的深入以及健脑意识的提高，认知数字疗法可能会得到更广泛的应用，更多的人将从认知训练中受益，认知数字疗法这种大脑健身方式有望成为一种普及的日常保健方法。

05 音乐疗法，奏响健脑乐章

你知道吗？人类大脑对音乐的反应比语言更早、更深刻。当音符流淌过听觉皮质时，它如同神奇的“神经突触润滑剂”，在改善认知功能方面展现出令人惊叹的魔力。接下来，让我们深入音乐疗法的多个维度，探索其改善认知、重塑大脑活力的神奇力量。

一、听音乐保持大脑活力

听音乐是一项很复杂的认知活动，需要调动听觉、运动、视觉系统等多个脑区，复杂程度和语言系统差不多，还和负责高级认知加工的脑区重合，包括掌管执行功能的额叶、记忆的海马体以及情绪和奖赏加工的区域。长期听音乐可以锻炼大脑各区域之间的协作能力，从而提升整体脑功能，对高级认知加工脑区的刺激也可以促进某些认知功能的提升。研究发现，听到欢快的音乐，心情也跟着雀跃起来，听到悲伤的音乐，情绪也会不自觉低落。熟悉的音乐旋律，能够使你想起与它相关的事情，提升信息的编码能力，帮助提高记忆力。在学习或者工作的时候，舒缓优美的背景音乐有助于屏蔽外界干扰，提高注意力和专注力。另外，音乐和语言在大脑里有一些共同的神经基础，听音乐能增强大脑处理声音的能力，进而提升语言的感知、理解和表达能力。听音乐虽然益处多多，能让大脑神经兴奋活跃，但也不能忽视潜在风险。我们必须重视听力保护，合理控制听音乐的音量和时间。理想情况下，音量应控制在 60 分贝以下，连续听音乐的时间不宜超过一个小时，这样我们既能享受音乐的美妙，又能够给耳朵足够的休息时间，避免不当的音乐刺激导致听力受损，让大脑和身体都保持健康活力。

二、玩转音乐，延缓认知衰老

与被动听音乐相似，主动参与音乐练习也需要多个脑区的配合。长期的音乐练习还会使大脑结构发生变化，提高大脑可塑性。就拿音乐家来说，他们大脑的灰质结构、白质纤维束传导速率都和普通人不一样。音乐家运动网络里的灰质更厚、体积更大，包括感觉运动区域、基底神经节、小脑这些地方。连接大脑半球的胼胝体，还有连接前额叶、顶叶和颞叶的弓状束，在音乐家大脑里信息传递更快。胼胝体能高效整合大脑半球的信息，对双手协调性至关重要，弓状束连接发音运动区和听觉区，对音乐和语言都很重要。研究者将涉及音乐练习的 13 项研究，涵盖 1 656 位健康老年人的数据进行综合分析，发现无论是终身的音乐练习还是短期的音乐训练，都对认知功能有着积极的影响。相比于非音乐家，音乐家在注意力、听觉处理、视觉空间能力、执行功能和工作记忆等方面表现出明显优势。这种对听觉处理的优化还能延伸到语音处理，帮助我们在嘈杂环境中更好地理解语言。参加短期音乐训练的老年人则在推理和视觉建构方面提升效果明显。

你可能想不到，业余音乐家和职业音乐家的大脑，比不玩音乐的人要年轻，而且业余音乐家的大脑年龄甚至比职业音乐家还小！所以，不用成为职业音乐家，把音乐当成爱好，坚持训练，就能让我们的大脑更年轻，收获满满的好处。

在追求身心健康与认知提升的道路上，人们不断探寻有效的方式。音乐，作为生活中美妙的调味剂，正以其独特的魅力，悄然成为促进大脑健康的有力助手。音乐练习涵盖多个领域，包括乐器演奏和声乐表演，也就是我们平常所说的唱歌。无论是沉浸在乐器演奏的世界里，用灵动的手指在各种乐器上巧妙操作，奏响动人的旋律，还是放声歌唱，让歌声传递情感与欢乐，都对我们的大脑有着意想不到的益处。

三、乐器演奏，大脑的“活力充电器”

演奏器乐时，对于旋律的感知和处理需要多个高级感知区域协同运作。同时，乐器演奏需要手部精细动作的参与，以精准把控音准和节奏，这会高度激活负责空间感知与精细动作协调的顶叶区域。额叶参与音乐创作、演奏思路的规划，颞叶则专注于对和声的感知与分析，这使得演奏者在音乐思维和逻辑分析能力上得到显著锻炼。研究者对 10 项涉及器乐演奏的研究，共 635 名参与者的数据进行分析，发现乐器演奏能够增强或维持不同认知功能水平老年人的认知状况，延缓认知衰老，还能增强大脑信息处理速度、记忆力和执行功能。演奏乐器时，演奏者需要将新信息整合到现有认知结构中，存储在大脑中并进行检索。以学弹钢琴为例，识谱和指法练习是必要步骤。识谱需要将五线谱上音符、节拍、升降号等信息，和大脑中已有的音高、节奏等音乐认知相融合，每个手指对应不同琴键，不同曲目有不同指法组合，指法练习则需要把这些指法信息纳入到关于动作协调和肌肉记忆的认知结构中。在反复练习的过程中，大脑将这些新学到的信息存储起来，形成长期记忆。当进行曲目练习时，演奏者需要从大脑中检索之前存储的识谱知识和指法技巧，将它们运用到实际演奏中。随着演奏水平慢慢提高，学习内容也越来越复杂，在这个过程中大脑在持续应对这些挑战时，不断优化升级对各类信息的处理、记忆的强化与调用以及认知的整合能力，从而切实有效地帮助我们提升或保持大脑的这些认知能力。

此外，演奏乐器既需要动脑，又需要身体做出相应的动作，还能激发完成新任务、挑战高难度的热情。这会影响我们对自己思想和行为的掌控能力，同时，还能让我们更好地关注外界的各种刺激和信息。所以说，持续学习新的乐器演奏，是提升大脑灵活应变能力和执行控制能力的有效途径。

对于老年人而言，演奏器乐不仅能锻炼认知功能，延缓大脑衰老，还能在相对轻松的状态下，提升艺术修养和审美能力，丰富精神世界，是一种兼具身心锻炼与艺术享受的有效方式。

四、歌声中的认知飞跃

唱歌时，对于旋律的感知和表达，不仅能锻炼大脑的听觉和运动皮质，还能促进左右脑的协同工作。唱歌时，右脑负责旋律的整体感知与情感把握，左脑则参与节奏把握和歌词加工。这种左右脑的默契配合，能有效提升大脑的信息整合能力与反应速度。歌词的记忆与表达还可以锻炼海马体的记忆存储功能，帮助我们记住复杂的歌词内容，同时激活 Broca 区的语言表达功能，让我们能清晰、流畅地唱出歌词。研究者对 149 名老年人进行了对比研究，其中一组进行了 34 节团体歌唱干预课程，另一组则维持日常生活方式。结果发现，参与歌唱课程的老年组在言语记忆和执行功能均有显著提升。此外团体歌唱活动还改善了老年人的呼吸功能，降低了孤独感。对于老年人来说，唱歌不仅能增强心肺功能，促进血液循环，还能通过抒发情感、释放压力，调节情绪，带来愉悦感和满足感。同时，参与合唱等唱歌活动，还能增进社交互动，拓展社交圈子，丰富晚年生活，是一种集身心锻炼、情感抒发和社交娱乐于一体的绝佳方式。

06 正念冥想，舒缓身心压力

在快节奏的现代生活中，人们承受着来自各方的压力，这些压力如同无形的枷锁，不仅影响着心理健康，还悄然影响着大脑功能。不过，有一种古老而又新兴的方法正逐渐受到广泛关注——正念冥想。它就像一把神奇的钥匙，能够开启大脑的活力之门，为我们的身心健康带来诸多益处。

一、开启心脑治愈新旅程

正念冥想起源于古老的东方佛教修行传统，距今已有数千年历史。它最初是一种精神修炼方式，旨在帮助修行者获得内心的平静、智慧和解脱。随着时代的发展，正念冥想逐渐被引入现代心理学和医学领域，并经过科学的研究和改良，成为一种广泛应用的心理干预方法。正念冥想作为一种有效的心理干预方法，从大脑的深层机制出发，为我们带来诸多益处，不仅能缓解压力、焦虑，改善睡眠质量，提升专注力，还能增强情绪韧性，让我们更好地应对生活的挑战。

正念冥想通过有意识地觉察当下，并对每时每刻所觉察的体验不加评判，从而培养一种深刻的觉察力。在正念冥想过程中，练习者通常需要在安静舒适的环境中，以坐姿、卧姿等特定的姿势放松身体，然后将注意力集中在呼吸、身体感觉、情绪或思维等当下的体验上。当杂念出现时，练习者不做任何批判，只是单纯地觉察到它们的存在，然后轻轻地将注意力拉回到当下的焦点上。这种训练方式看似简单，却蕴含着深刻的心理学原理，能够对大脑和身体产生深远的影响。

二、调节认知与情绪

在大脑中，神经递质在情绪、认知和行为调节中起着关键作用。正念冥想能够调节血清素、γ-氨基丁酸和多巴胺等神经递质的分泌和传递，有效改善情绪状态和认知功能。血清素是一种能带来愉悦感和幸福感的神经递质，当你感觉到压力时，血清素水平就会降低，引发抑郁和焦虑等情绪问题，正念冥想可以促进血清素的分泌，改善情绪状态。γ-氨基丁酸是大脑的“宁静使者”，作为抑制性神经递质，能帮助放松身心，正念冥想可以调节 γ-氨基丁酸水平，减轻焦虑和紧张感。多巴胺，作为“动力源泉”，与动机、奖励和注意力相关。正念冥想优化多巴胺释放，让“引擎”稳定运行，提升注意力和学习能力，帮助认知衰退人群改善注意力不集中和学习能力下降的问题。

在正念冥想的过程中，神经递质分泌与传递不断地进行调节，增加阿尔茨海默病风险人群的脑区功能连接，改善记忆编码能力。长期坚持正念冥想训练可提升健康人群的灰质体积，减缓与年龄相关的认知衰退。

杏仁核是大脑中参与情绪处理的重要区域，尤其是对恐惧、焦虑等负面情绪的处理。正念冥想通过降低杏仁核对压力和负面情绪的过度反应，从而提高情绪调节能力。面对压力和负面情绪时，杏仁核会被激活，引发一系列的生理和心理反应。而正念冥想可以通过调节杏仁核的活动，帮助个体在面对压力时保持更加冷静和理智，减少负面情绪对认知功能的干扰，进而有助于延缓认知衰退。

三、对接默认模式网络，提升注意力

在信息爆炸的时代，保持专注变得愈发艰难。正念训练可有效干预大脑默认模式网络的活动，打破人们在静息状态下易陷入的自我参照思维模式，减少认知资源的无效损耗，从而强化注意力系统，显著提升专注力与注意力的稳定性。

默认模式网络是大脑在休息或处于静息状态时活跃的一组脑区，主要包括内侧前额叶皮质、后扣带回皮质等。大脑中的默认模式网络，就如同手机的后台程序，当我们的大脑休息时，这个“后台程序”就开始自动运行，我们的思维就像被它牵着走，陷入自我参照的思维模式，例如反复思考过去的事情、担忧未来等，就像后台程序在偷偷消耗手机电量一样，大量消耗我们的认知资源，让心理压力不断攀升。研究表明，正念冥想能够改变默认模式网络的活动，经过正念冥想训练后，默认模式网络中各脑区之间的连接会减弱，使人们能够更好地从自我沉浸的思维中脱离出来，专注于当下的体验，减少杂念和情绪波动，从而降低心理压力，提升大脑的活力和效率。

正念冥想通过反复训练，能够增强大脑的注意力网络，提高注意力水平和执行控制能力。研究者对 12 项正念冥想对注意力影响的研究进行综合分析，发现冥想可以使人更善于保持注意力水平，兼顾多个对象，并抑制分散注意力的刺激。在正念冥想过程中，练习者需要不断地将注意力集中在当下的体验上，当杂念出现时，又要及时地觉察并将注意力拉回来。这种训练方式可以锻炼大脑的注意力和控制能力，使个体能够更有效地专注于任务，排除干扰。许多学生和职场人士通过正念训练，发现自己的学习和工作效率得到显著提升，能够更高效地完成任务。

四、如何开启正念之旅

如果你也渴望开启正念减压之旅，不妨从以下几个方面入手：

参加专业课程：系统学习正念减压，专业课程是个不错的选择。这些课程由专业导师指导，内容涵盖理论讲解、正念练习指导以及小组讨论等内容。在导师的引领下，你能深入理解正念的概念和方法，正确进行正念练习，避免误入歧途。

使用手机应用程序：如今，借助手机应用程序进行正念练习极为便捷。这些应用提供丰富的正念练习资源，包括引导冥想音频、正念课程等。你可以依据自身时间和需求，随时随地选择适合自己的练习内容，逐步培养正念的习惯。

日常融入正念：将正念融入日常生活，是保持正念状态的关键。从一些小事做起，吃饭时专注于食物的味道和口感，感受每一口食物的滋味；走路时觉察自己的脚步和身体的移动，感受与地面的接触；与人交流时专注于对方的话语和表情，全身心投入到对话中。通过这些日常正念练习，让正念成为一种生活方式。

五、常见的正念冥想方式

呼吸觉察冥想：每天清晨起床后，坐在窗边，让阳光洒在身上，开启 10~15 分钟的呼吸觉察冥想。将注意力集中在每一次呼吸上，感受气息的起伏，体会生命的力量，杂念出现时，温柔地将注意力带回呼吸，随着练习的深入，逐渐增加时长至 20~30 分钟。

身体扫描冥想：晚上睡前，平躺在床上，进行 15~20 分钟的身体扫描冥想。从脚趾尖开始，意识缓缓游走于身体的每一寸肌肤，每一个部位，当察觉到紧张感集聚之处，便以一次深长的呼吸，将放松的气息传递至那个角落。如此这般，让身体在深度的放松中，自然地滑向梦乡。

正念行走冥想：周末午后，在公园的小径上进行正念行走冥想。放慢脚步，感受脚与地面接触、腿部的抬起放下，将注意力集中在行走的感觉上，每一次的抬脚、每一次的落地。每次 10~15 分钟，享受自然与内心的宁静。

07 园艺疗法：在绿意中疗愈身心

随着人们对健康和生活质量的日益关注，一种结合自然与治疗的新兴方法——园艺疗法，正逐渐受到人们的青睐。园艺疗法的历史源远流长，最早可追溯到古代文明时期。在古埃及、古希腊和古罗马，人们就已经意识到与植物接触能够带来身心的愉悦和放松。中世纪的欧洲，修道院的花园不仅是种植草药和蔬菜的地方，也是治疗身心疾病的场所。随着时间的推移，园艺疗法在现代医学和心理学的支持下，逐渐发展壮大，成为一种科学有效的治疗方式。

一、园艺疗法的益处

园艺疗法是一种通过园艺活动来促进个体身心健康和社会适应的综合性干预手段。它并非简单的种花种草，而是将植物栽培与心理治疗相结合，通过与植物的互动，帮助人们缓解压力、改善情绪、提升认知能力，增强社会交往能力。

（一）改善认知功能

当人们凝视自然植物，观察叶片纹理或花朵形态时，大脑中被疲劳消耗的“定向注意力”会得到修复，这种类似于手机省电模式的“心理抽离”状态，能有效缓解认知超负荷。触摸植物、感受土壤质地等园艺活动可以增强大脑中感觉皮质的活动，当个体在园艺活动中需要识别不同的植物、记住种植的步骤时，大脑的海马体等与记忆相关的区域会被激活，有助于改善记忆和认知能力。

一项针对轻度认知障碍患者的随机对照试验发现，实验组接受为期 12 周的园艺疗法干预后，其认知功能测试得分明显高于对照组，且大脑中的海马体体积有所增加。另外，日本学者发现，老年痴呆患者通过定期修剪植物、浇水等活动，注意力集中时间延长了 30%，且短期记忆测试成绩明显改善。这表明，园艺疗法在改善认知方面具有显著的效果，是一种值得推广和应用的治疗方法。

（二）促进情绪稳定

园艺疗法在情绪方面也有较好的治疗效果，能够显著减少抑郁和焦虑的症状，减轻压力和改善心情。从神经生理学角度，园艺活动中的自然环境和积极的社交互动可以刺激大脑释放神经递质，如血清素和多巴胺。这些神经递质在调节情绪方面起着关键作用，其释放增加可以改善情绪状态。一项针对抑郁症患者的研究表明，参与 8 周的园艺疗法后，患者的抑郁症状减轻了 40%，且情绪稳定性显著提高。此外，触摸土壤时，土壤中的微生物母牛分枝杆菌会触发大脑释放血清素，产生类似抗抑郁药的效果。园艺活动中的放松和冥想效果可以降低大脑中与压力相关的神经递质水平，如皮质醇，进而减轻焦虑和抑郁情绪。

（三）改善睡眠质量

园艺活动可能通过调节人体的生物钟来改善睡眠。在园艺活动中，个体接触到自然光照，这有助于调节大脑中的视交叉上核的活动，视交叉上核是生物钟的关键调节中枢。此外，园艺活动中的身体运动可以促进身体的疲劳感，进而影响大脑中与睡眠相关的神经递质的平衡，如褪黑素的分泌增加，从而改善睡眠质量。同时，园艺活动中的放松和减压效果也有助于降低大脑的兴奋性，使个体更容易进入睡眠状态。一项研究发现，室内园艺活动可以显著改善痴呆患者的睡眠模式，包括减少入睡后觉醒次数、缩短小睡时间、延长夜间睡眠时间以及提高夜间睡眠效率等。一位长期失眠的上班族尝试在阳台种植香草，3 个月后，他发现自己“每晚能自然入睡，白天精力更充沛”。

二、多种形式的园艺疗法

园艺疗法不仅是一门科学，更是一种生活哲学，形式丰富多样，涵盖了从简单的植物养护到复杂的园艺设计等多个方面。它通过最朴素的方式——播种、修剪、观察生命成长，帮助我们重建与自然的联系，唤醒大脑活力，治愈焦虑与疲惫。无论是窗台的一抹绿意，还是社区花园的欢声笑语，都能成为心灵的避风港。对于初次尝试的人来说，可以选择简单的实践方式来开启园艺疗法的旅程。

（一）家庭种植

你可以从一盆多肉植物开始，亲自播种、浇水、施肥、修剪植物，体验植物从种子到成熟的生长过程，感受生命的奇迹和力量。这种与自然的亲密接触能够帮助您放松心情，减轻压力。随着时间的推移，你会发现自己的耐心和责任感也在悄然提升。

（二）社区花园

许多城市和社区都设有公共花园，居民可以在这里租用一小块土地，种植自己喜欢的花卉、蔬菜或草药。根据自己的喜好和创意，设计和布置花园的布局、景观，发挥想象力和创造力。参与社区花园的活动不仅能锻炼身体，还能让你结交志同道合的朋友。大家一起分享种植经验，交流心得，这种社交互动本身就是一种心理疗愈的过程。在社区花园中，你可以感受到集体的力量和温暖，同时也能在自然的怀抱中找到内心的宁静。

（三）花艺制作

学习插花、制作花束等花艺技巧，将不同颜色和形状的花朵组合在一起，创造出属于自己的艺术作品，表达情感和审美。如果你喜欢更具挑战性的活动，可以尝试制作干花书签。将新鲜的花朵晾干，然后用透明胶带或丝带固定在书签上，这样就可以在阅读时随时感受到花香的陪伴。花艺创作不仅是一种艺术享受，也是一种情感寄托，通过这种方式，你可以将自然的美好融入日常生活中。

三、享受园艺疗法的温馨贴士

（一）营造舒适安全的小天地

选择合适的场地：园艺疗法活动应选择在阳光充足、通风良好、空间宽敞的地方进行，如花园、温室、阳台等。场地的地面应平坦，便于行走和操作园艺工具。

准备必要的设施和工具：如种植盆、营养土、小铲子、小耙子、轻便的小水壶、小剪刀等园艺工具。戴上园艺手套保护双手，天热时戴上遮阳帽，需要时（比如修剪带刺植物）可以戴上护目镜。

（二）健康第一位

关注身体感觉：园艺是享受，不是任务！如果在活动过程中感到疲惫、头晕、心慌、气短或任何身体不适，请马上停下来休息，千万别硬撑。

对于患有高血压、心脏病、关节炎等慢性疾病的老年人，在开始进行园艺活动前，最好先咨询医生的意见，获取针对性的指导（例如需要避免的动作和适宜的活动时长）。

活动中随时留意身体和心情的变化，感觉好就继续，感觉不对就停下。量力而行最重要！

（三）贵在坚持

园艺疗法的效果需要通过持续的参与和坚持才能体现出来。园艺带来的好心情和成就感，就像小苗长成大树，需要时间。不用着急，每周哪怕只花一小会儿时间，看看花草，浇浇水，也是一种放松和坚持。把它当作一种愉快的习惯，一种和花草做朋友的方式。享受过程，乐在其中就好。

08 怀旧疗法，穿越峥嵘岁月

在岁月的长河中，记忆如同一颗颗珍珠，串联起我们的人生轨迹。然而，随着年龄的增长，尤其是对于患有阿尔茨海默病等神经退行性疾病的老年人来说，记忆的珍珠逐渐暗淡，甚至遗失。怀旧疗法如同一盏明灯，个体通过回顾过去的美好时光，重新点亮记忆的光芒，不仅改善认知功能，还提升情绪状态和生活质量。怀旧疗法的核心在于激活与记忆、情感相关的脑区，增强个体的自我认同感和情绪稳定性。这种心理干预手段在老年痴呆患者中展现出独特价值，尤其在改善认知功能方面，其背后的神经机制和临床效果正逐渐被科学研究所揭示。

一、记忆的复苏：怀旧疗法如何重塑大脑网络

（一）自传体记忆网络的激活

怀旧疗法的核心在于激活与自传体记忆相关的脑区。自传体记忆是人类对个人经历事件的长期存储，涉及楔前叶、内侧额叶皮质、外侧颞叶脑回和海马体等关键区域。海马体作为记忆的“索引中心”，负责提取长期记忆片段；楔前叶则像“记忆放映机”，将零散片段整合成连贯的叙事；内侧额叶皮质则赋予记忆情感色彩，增强回忆的生动性。

研究发现，接受5周个体化怀旧干预的老年认知障碍患者，其

MRI 显示这些脑区激活程度显著提升，同时能回忆起更多具体事件，且记忆内容更积极。这一神经影像学发现为怀旧疗法的临床效果提供了科学依据，证实其能够有效缓解认知障碍，提升患者的生活质量。

（二）神经可塑性的增强

反复的怀旧活动如同“大脑健身操”，通过刺激突触连接增强神经可塑性。一项研究发现，将计算机化认知训练与怀旧疗法相结合，可以改善延迟记忆和语言流畅性。这种“双管齐下”的干预模式，可能通过强化前额叶-海马体环路，延缓认知衰退进程。长期怀旧干预可能通过增强突触可塑性改善认知功能。动物实验表明，反复的神经电活动可促进神经元环路的稳定性，模拟记忆存储过程。在人类中，类似的机制可能通过怀旧活动对神经网络进行“锻炼”，可能触发类似的神经环路巩固机制。

二、认知功能的全面提升：从记忆到执行能力

（一）记忆能力的巩固与提取

怀旧疗法通过使人反复回忆家庭聚会、工作经历等过去的事件，刺激其长期记忆的提取过程。研究表明，老年痴呆患者在进行怀旧治疗后，情景记忆的准确性显著提高，尤其是对早年生活的细节回忆能力增强。例如，一位患有阿尔茨海默病的老年人在进行怀旧疗法后，能够清晰地回忆起年轻时的婚礼场景，甚至记起了一些久违的亲友名字。这种记忆的复苏不仅让患者感到惊喜，也让家属倍感欣慰。

在临床实践中，怀旧疗法常通过观看老照片、听经典音乐或使用具有年代感的物品来触发患者的记忆线索。这种温和而富有情感共鸣的干预方式，不仅能够帮助痴呆群体重建与过去的联系，更提

供了一种基于理解和尊重的温暖支持，为其开辟了一条充满人文关怀的治疗途径。

（二）执行功能的隐形训练

怀旧疗法不仅是记忆的唤醒，更是对前额叶皮质的高阶锻炼。在回忆过程中，个体需要筛选事件、组织语言并调整叙述逻辑，这涉及计划、决策和任务切换等执行功能。

研究表明，参与结构化怀旧干预的老年人，如记忆小组讨论，在任务切换和计划能力上表现更优。这可能源于结构化回忆活动对大脑的“任务式训练”——例如，让老年人按时间线整理香港回归的记忆碎片，无形中锻炼了逻辑思维和注意力分配能力。这种能力训练的背后是大脑前额叶皮质的激活，通过怀旧活动的反复刺激，大脑能够更好地协调和执行复杂的认知任务。

（三）注意力资源的优化配置

焦虑和抑郁会“劫持”大脑的认知资源，怀旧疗法通过唤起幸福感、归属感等积极情感，降低焦虑和抑郁水平，从而释放注意力容量。研究者将涉及 12 项研究共 1 325 名痴呆患者的数据进行综合分析，指出怀旧干预可使抑郁症状降低 49%，焦虑水平下降 30%。情绪稳定的患者更易于集中注意力，接受新信息，并在复杂任务中表现出更高的适应性——例如，在回忆童年时能准确辨识老物件用途，而不再因情绪波动中断思考。

三、情绪调节：从杏仁核到幸福感的化学密码

（一）杏仁核的“情绪重置”

怀旧疗法能显著降低杏仁核的过度激活，杏仁核是大脑中负责处理情绪反应的关键区域。这一脑区在阿尔茨海默病患者中常因 β-

淀粉样蛋白沉积而异常活跃，引发焦虑和攻击行为。熟悉的旋律能像系统补丁般修复过度活跃的杏仁核，个体在听青年时期喜爱的音乐后，杏仁核活动趋于平缓，同时前扣带回的调节功能增强，这是大脑的情绪调控中枢，能够帮助患者从负面情绪中抽离。

（二）多巴胺与内啡肽的双重释放

当个体回忆获奖或子女成长等成功经历时，大脑会同时释放两种快乐信使：多巴胺如同礼花绽放，在神经突触间传递成就感的火花；内啡肽则像温柔的按摩师，抚平焦虑的神经褶皱。中国台湾学者发现，这种双重释放能使压力激素皮质醇的水平显著下降，而血清素浓度如朝阳般攀升。

这种"记忆药方"的神奇之处在于其连锁效应。在针对早期阿尔茨海默病患者的对照实验中，接受12周怀旧疗法的患者不仅情绪稳定性提升37%，在记忆迷宫测试中的正确率也提高了28%。就像按下大脑的"时光回溯键"，那些温暖的记忆片段正在重建被疾病侵蚀的神经通路，为认知功能铺设新的桥梁。

四、如何开展怀旧疗法

怀旧疗法可以帮助你唤起美好的记忆、改善心情，并让思维更加活跃。你可以主动为自己安排一些怀旧时光，以下是一些实用的家庭怀旧疗法建议。

（一）选择合适的记忆触发物

老照片。找出年轻时或重要时刻的照片，如婚礼、毕业照、家庭聚会等。这些照片能够迅速唤起情感共鸣，帮助回忆起相关的细节。

音乐。播放熟悉的经典音乐，如老歌、传统戏曲等。音乐能够激发情感记忆，帮助回忆起与这些音乐相关的经历。

物品。使用具有年代感的物品，如旧书、信件、玩具等。这些物品可以作为记忆的线索。

（二）创造舒适的环境

在一个安静、舒适的环境中进行怀旧活动，避免外界干扰。可以播放轻柔的背景音乐，营造温馨的氛围。如果喜欢有人陪伴，可以邀请家人或朋友一起参与，分享回忆会让过程更有趣，也能得到情感支持。

（三）主动回忆与分享

对自己提问：看着照片，听着音乐或摸着物品时，问问自己，“这张照片是在哪里拍的？当时发生了什么有趣的事？”“这首歌让我想起了谁？什么场景？”“这个旧物是怎么来的？它背后有什么故事？”

让记忆流淌：允许回忆自然浮现，想到什么就顺着想下去。不必强求回忆完整精确，想到的片段也很珍贵。肯定自己在努力回想，对自己说：“嗯，我好像想起来了……”或者“这个感觉真熟悉”。

分享感受：留意回忆时涌上心头的感觉——是快乐、温暖、一点点的感伤，还是自豪？试着去体会这些情绪，它们是记忆重要的一部分。如果和别人一起，可以简单说说：“看到这个真让我开心”或“这让我有点怀念那时候”。

09 舞动指尖，触发大脑活力机制

自古以来，人们便在探索如何养护身心，提升生命活力。传统中医率先洞察到人体的精妙联系，提出手指与经络相互贯通，刺激手指穴位，能调和气血，为健康筑牢根基。步入现代，神经科学等前沿领域持续发力，揭示了手部精细动作与大脑神经之间的强关联，指出规律的手部运动能激活大脑，提升认知。而手指操，正是巧妙融合这古今智慧，借助有节奏、有规律的手指运动，刺激经络与大脑，实现身心的双重养护。

一、手指操与大脑健康的奥秘

神经科学家将人脑比作永远处于施工状态的超级城市。英国伦敦大学学院的 Eleanor Maguire 教授团队通过磁共振成像发现，即便是老年大脑，仍保持着每天生成约 700 个新神经元的再生能力。手指操的独特之处在于，它像精准的施工队，针对性地激活掌管精细动作的初级运动皮质，该部分面积占比达 30%，引发连锁的神经改建反应。相关研究也证实，每天 10 分钟的手指操，能让大脑年轻 3 岁。

手指操通过精细动作刺激手指上的神经末梢，激活大脑皮质的多个区域，尤其是与认知功能相关的前额皮质区。这些区域负责记忆、学习、注意力和逻辑思维等功能。多项研究证实，手指操对认知功能的提升作用显著：日本的研究显示，每天坚持做手指操的老年人，5 年后认知衰退的风险降低了 37%；另一项研究表明，持续 3 个月的手指操训练可以显著提升短期记忆测试得分。此外，手指操还能改善手眼协调能力、逻辑思维和空间定向能力。

手指操促进了大脑各区域之间的协同合作。当食指与中指完成一次精准的对指动作，整个大脑仿佛奏响交响乐：前额叶皮质如同指挥家，协调各脑区协同工作；基底神经节相当于节奏组，确保动作的流畅性；小脑担任调音师角色，精细调节动作幅度；海马体如同录音师，将动作模式编码为记忆。有研究显示，复杂手指操能激活大脑 14 个功能区的同步放电，这种全脑激活模式类似于专业钢琴家演奏时的脑活动特征。

持续的手指训练会刺激脑源性神经营养因子分泌。研究发现，精细动作训练能使神经营养因子水平提升 58%，相当于给神经元施了“超级肥料”。这种“超级肥料”促进突触新生，就像给大脑 CPU 升级了处理器，让 80 岁老年人仍能学会智能手机操作。

二、让手指翩翩起舞

手指操的动作简单易学，适合不同年龄段的人群。可以先掌握一些基础的手指操动作（图 5-9-1）。

摩擦手心手背：双手手心相对，相互按摩；换成双手手背相对，互相摩擦，每次摩擦 10 秒，重复 3~5 次。这个动作可以促进手部血液循环，放松手部肌肉。

抓握与开合：双手五指张开，然后用力抓握成拳，保持 3~5 秒后松开，重复五次。这个动作可以锻炼手指的灵活性和力量。

捏搓手指：用大拇指依次捏搓其他四指的指尖，首先伸出双手拇指和食指对捏，搓一下；然后拇指和中指搓一下；无名指搓一下，小指搓一下，重复 5 次。这个动作可以锻炼手指的协调性和灵活性。

弹指：首先双手拇指扣住食指，弹动手指，之后拇指依次弹动每根手指，重复 5 次。这个动作可以锻炼手指的灵活性和反应能力。

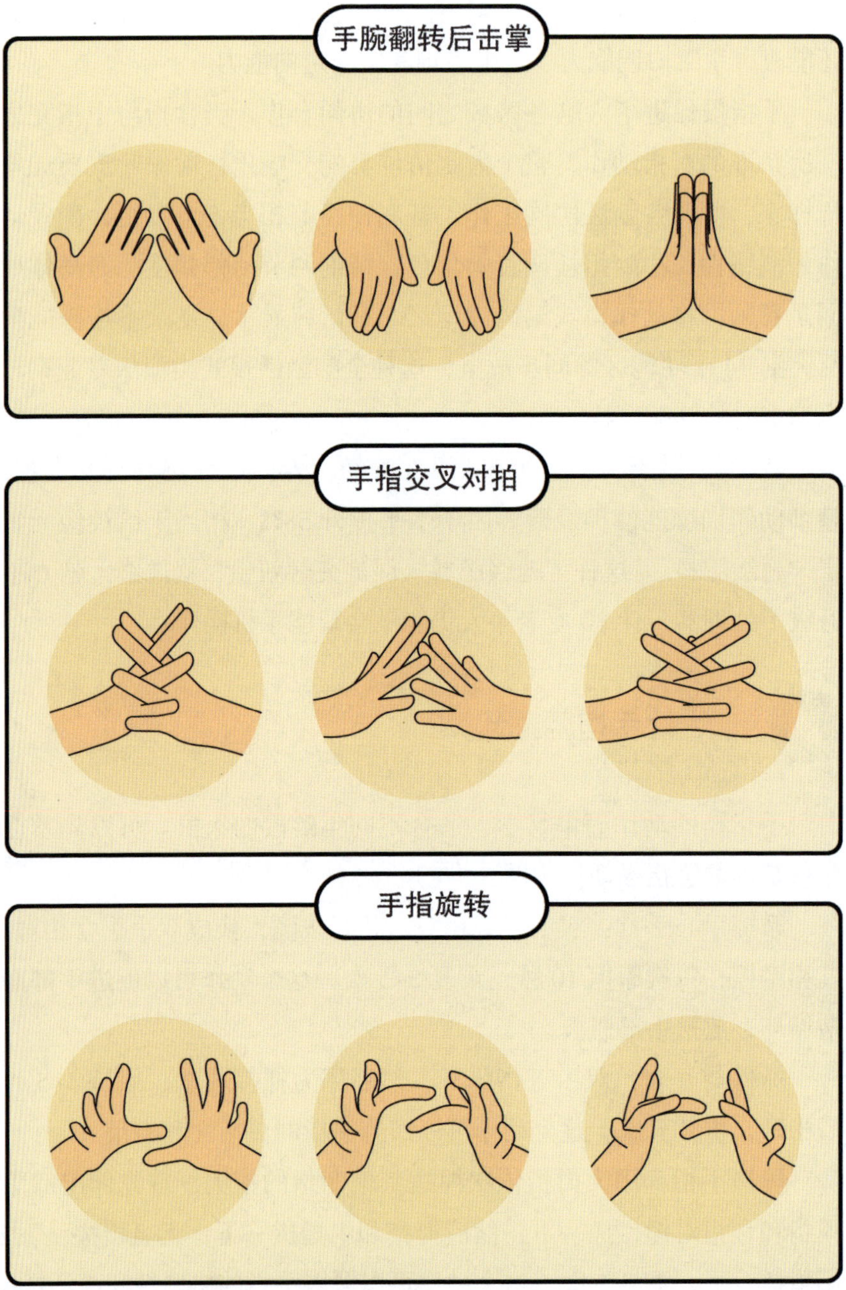

图 5-9-1　基础手指操分解示意

对于有一定基础的人群，可以尝试一些进阶的手指操动作，提升手指操的难度及趣味性，以进一步提升认知功能：

手腕翻转：双手五指张开，向外翻转，之后击掌，动作重复10~15 次。这个动作可以锻炼手腕的灵活性和协调性。

手指交叉对拍：双手五指交叉，指根对拍，重复 10~15 次。这个动作可以锻炼手指的协调性和灵活性。

手指旋转：双手靠近，左右手大拇指上下转圈圈，换成食指转圈、之后是中指、无名指、小指，每根手指转 5 圈。这个动作可以锻炼手指的灵活性和协调性。

手指操的练习频率和时间可以根据个人的情况进行调整。一般来说，每天练习 2~3 次，每次 15~20 分钟即可。练习时需要注意保持手部的放松，避免过度用力导致手部疲劳。此外，练习时可以配合轻柔的音乐，以增强练习的效果。

手指操可以与健康饮食、适度运动和社交活动相结合，形成一套完整的健脑策略。

三、将指尖魔法惠及你我

手指操作为一种简单易行的锻炼方式，非常适合在社区中推广。社区可以组织老年人进行手指操锻炼，通过集体活动的形式，增加老年人的参与度和依从性。此外，社区还可以通过健康讲座等形式，向老年人普及手指操的知识和技巧，帮助他们更好地掌握手指操的练习方法。

手指操不仅适合在社区中推广，也非常适合在家庭中应用。家庭成员可以一起练习手指操，通过亲子互动或夫妻互动的形式，增加练习的乐趣和效果。此外，家庭成员还可以互相监督和鼓励，提高练习的依从性。

手指操作为一种非药物干预手段，具有安全、有效、经济等优点，非常适合在临床中应用。医护人员可以在日常工作中向患者推荐手指操，帮助他们改善认知功能。此外，手指操还可以与其他康复训练手段结合使用，进一步提高患者的康复效果。

四、提升手指操的健脑效果

（一）关注细节

保持手部放松：练习手指操时，需要注意保持手部的放松，避免过度用力导致手部疲劳。

避免过度练习：手指操虽然简单易行，但也要注意避免过度练习。一般来说，每天练习 2~3 次，每次 15~20 分钟即可。

配合轻柔音乐：练习手指操时可以配合轻柔的音乐，以增强练习的效果。

（二）长期坚持

手指操对认知功能的提升作用需要长期坚持才能显现。研究表明，手指操的练习效果具有累积性，长期坚持练习可以显著改善认知功能。因此，建议大家将手指操纳入日常生活中，作为一种长期的健康习惯。

（三）个性化练习

手指操的练习方法可以根据个人的情况进行调整。例如，对于手指灵活性较差的人群，可以适当增加练习的频率和时间；对于手指力量较弱的人群，可以适当增加练习的强度。此外，手指操还可以根据个人的兴趣和爱好进行个性化设计，以提高练习的乐趣和效果。

10 经颅磁刺激技术深度揭秘

在科技飞速发展的当下，医疗与健康领域不断涌现令人惊叹的创新成果。以往，对大脑内部问题的干预，往往像是在检修一台构造复杂的精密仪器，不仅过程繁琐，还可能带来损伤。但如今，一项神奇的技术打破了这一困境。它如同一位技艺精湛的隐形工匠，无须对大脑进行“开刀拆解”，就能精准地对大脑内部“线路”进行优化。这项技术，就是经颅磁刺激（transcranial magnetic stimulation，TMS），一种凭借脉冲磁场调控大脑神经细胞电活动的前沿磁刺激技术。凭借电磁感应与转换原理，开启了大脑无创治疗的新纪元。

一、磁场的“隔山打牛”

经颅磁刺激就像一把“磁力钥匙”，利用脉冲磁场作用于中枢神经系统，主要是大脑，来改变大脑皮质神经细胞膜电位的磁刺激技术（图 5-10-1）。它的工作原理基于电磁感应与电磁转换原理。当TMS 线圈在头皮附近启动时，会产生一个强大且快速变化的磁场，这个磁场能够穿透颅骨，在大脑特定区域产生感应电流。这种感应电流会刺激神经元，引发一系列生理生化反应，从而改变大脑的功能状态。它通过戴在头部的线圈产生快速变化的磁场，磁场强度可达 1~5 特斯拉，是地球磁场的几万倍，磁场穿透颅骨后在大脑皮质产生感应电流，让神经元像被轻轻敲击的琴弦一样活跃起来。这种刺激既不会损伤组织，也不会让患者感到疼痛。

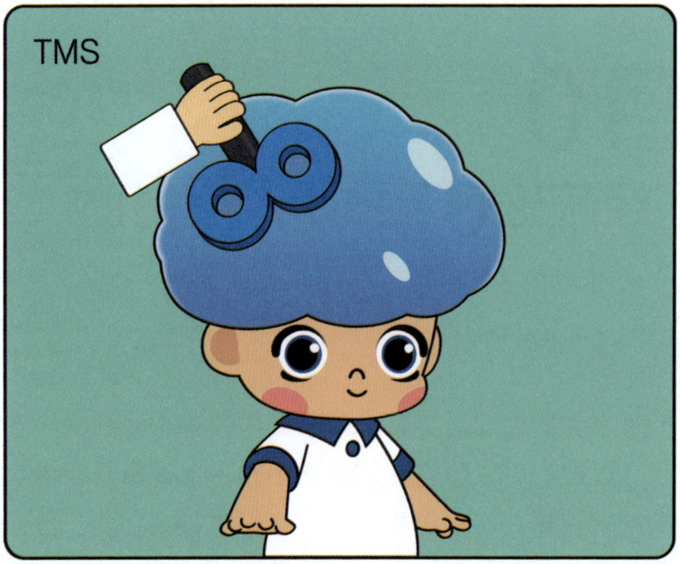

图 5-10-1　经颅磁刺激（TMS）设备示意

根据 TMS 刺激脉冲的不同，可以将其分为单脉冲 TMS、双脉冲 TMS 以及重复性 TMS（rTMS）。单脉冲 TMS 由手动控制无节律脉冲输出，常用于常规电生理检查、检测神经传导功能，例如诊断运动障碍。双脉冲 TMS 则多用于研究神经的易化和抑制作用。重复性经颅磁刺激 rTMS 则是在头皮某个部位以固定频率重复施加磁刺激脉冲，引起神经细胞长时程增强或长时程抑制效应，改变大脑局部兴奋性。

虽然这些技术安全性高，但以下人群需谨慎：安装心脏起搏器或颅内有金属植入物的人群，因为磁场可能干扰设备；癫痫患者，高频刺激可能诱发发作；孕妇、儿童需医生评估，通常选择更低强度。

二、磁场如何“指挥”大脑？

大脑由数十亿神经元组成，神经元之间通过电信号和化学信号传递信息，形成复杂的网络。神经元放电时会释放微弱的磁场，

TMS 的外部磁场通过“同频共振”原理与大脑磁场互动，改变神经元的电活动模式。

TMS 能促进突触重塑，也就是神经元之间新连接的建立，帮助大脑自我修复。TMS 好比园艺师对花园的精细管理，通过增强局部血流和代谢，加速清除β-淀粉样蛋白等“垃圾”，为突触生长腾出空间；通过促进有利于突触重塑的神经因子分泌，为神经元“施肥”，激活突触生长所需的分子信号，帮助新神经连接稳定扎根，促进大脑的自我修复。

经颅磁刺激的核心原理是电磁感应。线圈通电后瞬间产生高强度磁场，这个磁场能轻松穿透头骨，在大脑皮质内诱导出微弱的感应电流。这种电流可以激活或抑制神经细胞的电活动。如每秒 5 次以上的高频刺激可以增强神经活动，而每秒 1 次的低频刺激则降低活动强度。这种调节作用类似于“调高或调低大脑音量”。

为了确保治疗的精准性，医生通常会结合 MRI 或 CT 影像，像“GPS 导航”一样定位大脑的病变区域，避免影响健康组织。这种精准定位让 TMS 成为一种较为安全的治疗方式。

11 经颅电刺激技术：微电流“按摩神经元”

想象一下，你的大脑是一座灯火通明的超级城市，860 亿神经元居民通过电信号交流协作，这些电信号就好像密集的“电话线”。当疾病或衰老导致某些区域的“电话线”生锈断裂，如阿尔茨海默病患者的海马区，城市就会出现供电不稳、交通堵塞等问题。经颅电刺激（transcranial direct current stimulation，tDCS）就像科学家发明的“神经修理工”，可以帮助连接大脑神经元的电信号交流。

一、大脑电流背后的治疗密码

经颅电刺激究竟是如何发挥作用呢？神经元细胞膜上的钙离子通道如同细胞“开关”，经颅电刺激能激活这些通道，使钙离子流入神经元内，进而引发一系列化学反应，促使神经递质——大脑中的“信息传递员”得以释放。通过调节神经递质释放，经颅电刺激可增强或抑制神经元间信号传递，类似调节电路电流大小。此外，经颅电刺激促进突触可塑性，突触是神经元相互连接的部位，其可塑性决定连接强度与信息传递效率。经颅电刺激借助调节神经递质释放和钙离子内流，改变突触结构与功能，重新“布线”神经网络，让大脑“电路布局”更优，信息传递更顺畅。同时，经颅电刺激同步不同脑区活动，构建高效“记忆高速公路”，让记忆相关操作更高效。

二、经颅电刺激的“正确打开方式”

tDCS 通过三个湿漉漉的电极片，即直径 5~7cm 的导电橡胶片，就像沾了生理盐水的海绵，贴在大脑上，给大脑做一场“微电流按摩”。你可能会担心，它产生的电会带来什么样的感觉呢？会不会电到我呀？会不会很不舒服？其实，经颅电刺激的安全性是很高的，它所产生的电流大约 1~2 毫安，这样的电流是比给手机充电电流小 100 倍的微弱电流，在治疗时，你可能会有蚂蚁爬过般的麻刺感，但也是转瞬即逝（图 5-11-1）。

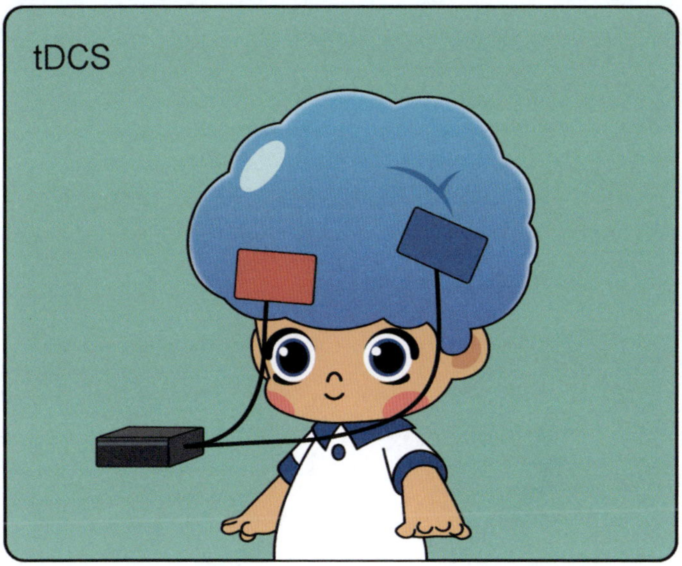

图 5-11-1　经颅电刺激（tDCS）设备示意

将浸湿盐水的电极片贴在特定位置，用弹性头带固定，如同给大脑戴上可调节松紧的“智能发带”。治疗过程中，持续刺激能像园丁修剪枝叶般增强有用的神经连接，每天至少 20 分钟的刺激可使前额叶突触密度增加 15%，相当于给记忆仓库的货架加固钢筋。电流触发的“干细胞苏醒”如同激活城市的“备用建材库”，刺激使新生神经元增加，如同给记忆宫殿添砖加瓦。同时，电流促进葡萄糖代谢，就像给城市发电厂升级燃料，将节能模式切换为高效模式。

经颅电刺激技术的神奇之处，在于它把复杂的脑科学变成了普通人触手可及的工具。它不像科幻电影里的“读心术”那么夸张，却能实实在在地优化我们的大脑状态——无论是提升学习效率、缓解情绪困扰，还是帮助疾病康复。

12 科幻的脑机接口技术

脑机接口就像在大脑和电脑之间架起了一座“神经桥梁”。它的核心目标是绕过传统的外周神经和肌肉系统，直接让大脑与外部设备“对话”。可以想象一下：当你想要拿起水杯时，不需要动手，只需脑中闪过这个念头，机械臂就能自动递上杯子——这就是脑机接口的魔法时刻。

一、意念操控的脑机接口

脑机接口的形态主要分为三种。

非侵入式：像戴耳机一样戴上布满电极的脑电帽，安全无痛，但信号像隔着毛玻璃看风景，模糊但足够让瘫痪患者用脑波打字。

半侵入式：清华大学的 NEO 系统把电极贴在颅骨内侧，既保住了大脑的“金钟罩”，又能捕捉清晰的神经信号，帮助截瘫患者用思维控制机械手。

侵入式：马斯克的 Neuralink 将比头发丝还细的电极植入大脑皮质，能监听单个神经元“窃窃私语”，但需要开颅手术，像在脑内种下一片“电子森林”。

二、解码大脑的“摩斯密码”

脑机接口的原理其实是一场“电信号的捉迷藏”。当你想要抬手时，运动皮质的神经元会以β波频段放电，这些信号本应通过脊髓传到手指，却被脑机接口半路“截胡”。技术核心就像组装一套超级灵敏的“脑波收音机”，信号采集设备如同不同精度的麦克风，特征提取算法像经验丰富的侦探，从海量数据中锁定与意图相关的脑波特征，例如P300波对应注意力高度集中。更神奇的是大脑的适应能力，经过训练，患者操控设备的流畅度会不断提升，就像学会骑自行车后身体自动保持平衡。

脑机接口的实现像一场精密的“谍战行动”。第一步是“窃听脑波”，大脑的860亿神经元如同无数乐手，时刻演奏着电信号交响乐。非侵入式设备像音乐厅外面的听众，只能听到模糊的合奏。而侵入式电极则像坐在前排的乐评人，连小提琴的颤音都能清晰捕捉。接下来是“破译密码”，计算机用算法从嘈杂的脑波中识别关键旋律，例如当你想“握拳”时，运动皮质会突然爆发特定频率的脑电信号，算法瞬间将其翻译成机器指令。最后一步是“执行任务”，无论是驱动轮椅前进，还是让机械手抓取物体，甚至让盲人通过视觉芯片“看见”光影，大脑的念头就这样化作现实。

三、从医疗救赎到人类增强

脑机接口技术在医学领域有较为广泛的应用。对于认知功能障碍患者，脑机接口实时采集患者脑电信号，结合AI识别认知功能的异常模式，精准定位受损脑区；通过构建高仿真生活场景，行为数据与脑电信号的交叉分析，量化患者空间定向、逻辑推理等能力的损伤程度；通过解析脑电信号，预测个体化干预窗口，如记忆强化最佳时段，利用VR场景推送定制化训练内容，提升康复效率。对于渐冻症患者，脑机接口让他们用思维合成语音，重获“被听见”的尊严；高位截瘫者通过植入设备，能用意念下棋、操控机械臂喝水；癫痫患者则因实时脑电监测，提前数分钟收到发作预警。在康复领域，中风患者戴上脑电帽练习“想象移动”，外骨骼会带动瘫痪的手真实动作，帮助大脑重新学习控制肢体。在抑郁症干预方面，可以通过脑机接口实时监测前额叶活动，用神经反馈训练患者调节情绪脑区，缓解负面思维。对儿童多动症进行训练，脑机接口通过脑波游戏训练注意力，让孩子在“用专注力打败外星人”中改善症状。

在不久的未来，脑机接口是发展趋势，它不仅读取大脑，还能向大脑“回话”。例如给盲人植入视觉芯片，将摄像头画面转化为电脉冲刺激视皮质，让 TA“看见”物体的轮廓和运动轨迹。

13 具身神经调控技术：从身体到大脑的康复革命

我们的身体与大脑并非孤立存在，而是时刻保持紧密的互动。当我们运动时，身体的各种感觉器官，如皮肤、肌肉、关节等，会将信息传递给大脑。大脑接收到这些信息后，又会反过来调节身体的运动和生理反应。具身神经调控技术，颠覆了传统“以脑控身”的单向治疗模式，开创了“以身塑脑”的双向修复路径。通过身体运动、感官体验与认知想象的深度整合，激活大脑神经可塑性，让肢体动作、环境交互甚至心理意象成为重塑神经网络的“钥匙”。无论是镜像疗法利用视觉欺骗重建运动感知，还是运动想象通过心理预演唤醒休眠脑区，其本质都在于构建“身体-大脑”动态对话系统，让康复从被动的功能补偿升级为主动的神经重塑。这一理念揭示了人类神经系统自我修复的深层潜能，为攻克神经退行性疾病开辟了全新方向。

一、神经调控的具身化转向：身体参与如何重塑大脑

人类对神经系统的理解经历了从“脑中心主义”到“具身认知”的革命性转变。传统神经科学将大脑视为控制身体的“中央处理器”，但现代研究发现，我们的认知、运动功能与身体感知密不可分。具身神经调控技术正是基于这种理念，通过身体与环境的动态交互来重塑神经系统。这类技术包括镜像疗法、运动想象和具身训

练等，其核心原理在于利用多感官整合与神经可塑性，打破“大脑单向控制身体”的固有模式，建立双向的神经重塑通道。

二、核心技术的工作原理与应用场景

（一）镜像疗法：欺骗大脑的视觉魔术

这项源于1995年的创新疗法（Ramachandran首次用于幻肢痛治疗）利用平面镜营造“健康肢体”的视觉假象。当患者将健侧肢体置于镜前，大脑会将镜像误认为患侧肢体的真实运动，从而激活镜像神经元系统。这类特殊神经元在观察他人动作或进行想象时，会以与实际执行相似的放电模式工作，形成“替代性神经激活”。镜像疗法结合虚拟现实可提供更真实的运动感知反馈，例如在虚拟环境中模拟双侧同步动作，强化认知与运动整合能力。

（二）运动想象：意念驱动的神经排练

这项技术将运动员的心理训练方法引入康复医学。患者在不实际移动肢体的情况下，通过心理演练重复特定动作。功能磁共振显示，运动想象可激活与实际运动高度重叠的脑区，包括初级运动皮质、辅助运动区和基底节。

其理论基础是“心理神经肌肉理论”——神经系统的运动编码不仅存在于执行层面，在想象阶段即已形成潜在的运动模式。结合虚拟现实技术或镜像疗法增强运动想象的沉浸感与神经激活效果。

（三）具身训练：人机协同的智能进化

作为新兴领域，具身训练整合了机器人学、虚拟现实与神经科学。不同于传统康复器械的被动运动，这类技术强调自适应交互——外骨骼机器人能实时感知患者的肌电信号，动态调整助力模式；VR系统则通过虚拟化身完成运动轨迹偏差反馈，形成“所见即所得”的神经重塑环境。

东京大学开发的HAL外骨骼系统已实现突破性进展：当患者产生微弱运动意图时，系统通过表面肌电传感器捕捉信号，在毫秒级延迟内提供精准助力。这种“人机共融”模式不仅重建运动功能，更重塑了患者的运动自信心。数据显示，持续使用3个月的患者，Fugl-Meyer评分（运动功能评估）提升达38%。

三、技术融合与未来展望

当前最前沿的康复模式正在打破技术壁垒。德国康复中心将镜像疗法与脑机接口结合：患者观察镜像中的“健康手部”运动时，运动皮质的神经信号被实时解码，驱动患侧手部的功能性电刺激。这种“视觉-神经-肌肉”的三重耦合，使慢性期患者的抓握功能恢复时间缩短50%。

在神经机制研究层面，自由能原理为技术融合提供了理论支撑。该理论认为，大脑通过不断减少预测误差来优化运动控制。当镜像疗法提供的视觉反馈与本体感觉存在冲突时，神经系统会主动调整运动模式以实现感知统一，这种自我修正过程正是神经重塑的核心驱动力。

未来，随着柔性电子皮肤、光遗传技术的发展，具身化康复将进入“纳米级精准调控”时代。美国麻省理工学院正在研发的智能绷带，可通过微电流刺激加速神经网络重建；中国科学院团队开发的磁控纳米机器人，可实现特定脑区的靶向药物递送。这些突破预示着一个全新的康复图景：神经系统损伤不再是不可逆的宿命，而是可编程、可重塑的生命过程。

四、实践建议

对于初次接触这些技术的患者，需注意三个原则：循序渐进

（从简单动作开始）、感知聚焦（训练时关闭听觉干扰）、心理投入（建立积极治疗信念）。居家训练时可利用简易工具：将手机置于鞋盒内制作简易镜箱，配合健侧手部运动；利用橡皮筋阻力训练加强运动想象的真实感。

值得注意的是，这些技术并非“万能钥匙”。严重认知障碍、感觉完全缺失的患者需谨慎使用。临床数据显示，在发病 3 个月内的黄金康复期介入，技术联用可使上肢功能恢复效率提升 60%。正如神经学家梅洛·庞蒂所言：“身体是我们认知世界的原初工具”，而具身化康复正在重新定义这种工具与使用者的共生关系。

第六篇
药物治疗筑牢记忆堡垒

近年来，针对阿尔茨海默病的新药研发不断取得突破，你是否非常渴望了解这些药物能否真的为患者带来希望？这些新药通过独特的作用机制，或调节神经递质的平衡，或清除大脑中异常蛋白的沉积，试图从根源上遏制病情发展。每一种新药的诞生，都像是在黑暗中为患者点亮一盏明灯，给他们带来恢复认知功能、重拾美好生活的希望。

古有“滴水穿石”的故事，讲述一滴水虽然微小，但日积月累却能穿透坚硬的石头。这个故事像极了药物治疗的过程：虽然药物无法一蹴而就地治愈认知障碍疾病，但通过长期、持续的治疗，它们可以像滴水穿石一样，改善患者的认知功能，延缓疾病的进展。滴水穿石，贵在坚持。接下来，就让我们一同深入了解这些为对抗认知障碍疾病而研发的药物，看看它们如何在与病魔的较量中发挥关键作用。

01
抓住早期治疗黄金窗口期

在认知障碍的防治之路上，药物治疗常常是关键的一环，确定药物治疗的起始时机至关重要，这直接影响着治疗效果和患者的生活质量，因此，抓住治疗黄金窗口期尤为关键。黄金窗口期治疗就像“与时间赛跑”，不仅可防范，甚至可逆转认知障碍的症状，抓住这个治疗时机，就好比工厂刚刚出现一些小故障、大部分生产线还能正常运作的时候及时进行维修，能够保护那些尚未受损的神经元，最大程度地阻止病情进一步恶化。

什么是治疗黄金窗口期呢？它不是一个固定的时间窗，而是以认知障碍的发展阶段和临床表现来衡量。在无症状期及主观认知障碍时治疗窗口期可长达 10 年之久，在轻度认知障碍阶段也会存在数年，这个阶段虽然大脑中已经出现了 β-淀粉样蛋白异常聚集和部分神经元受损的情况，但受损的神经元数量相对较少，还有大量神经元仍然能够正常工作，这时候进行治疗，不但可以延缓认知功能的下降，改善认知功能的期望也将不是遥不可及的事情。

你可能会问：在这个窗口期能做些什么来挽救你的认知功能从而在这场比赛中获胜？“认知干预+生活方式+药物”的综合干预，为你在这场与时间的赛跑中增加动力。认知干预是“大脑健身房”，激活神经可塑性；生活方式是“防护盾”，阻断风险因素对大脑的损害；药物是“精准武器”，直击病理核心。

认知干预是一套量身定制的“健脑操”。通过对认知功能的全面评估，找到你的认知弱点，制定个体化干预方案，如工娱治疗、认知数字疗法等，结合你的兴趣爱好进行健脑训练。研究表明，以下两个阶段干预效果最佳：主观认知下降阶段，此时大脑仍有较强的可塑性，通过认知训练可以延缓甚至部分逆转认知衰退。轻度认知障碍阶段，约 10%~15% 的患者会在 1~2 年内发展为痴呆，但积极干预可显著降低风险，部分人甚至能恢复到正常认知水平。此外，对于健康中老年人，即使没有明显症状，也可以启动“健脑”训练，增强大脑的“认知储备”，就像存钱防老一样，为未来可能的生理性或病理性认知衰退做准备。

通过生活方式干预打造“防护盾”，解锁中国饮食文化中的认知促进因子，建立舌尖上的护脑计划，碳水化合物、维生素、抗氧化剂、微量元素、蛋白质、不饱和脂肪酸、胆固醇、糖的合理搭配提升认知营养库；让运动唤醒大脑，选择你喜欢的，能够坚持的运动项目，促进大脑“神经元肥料”——脑源性神经营养因子（BDNF）的分泌；请你走出家门，积极参与社交活动，让你的生活忙碌起来，让你的大脑不断接收新的信息。最新研究发现，在以下三个关键时期开始生活方式干预，效果最为显著。40~60 岁：防患于未然的“黄金储备期”，这时大脑就像“新买的手机”，功能完好但已开始自然老化。主观认知下降：逆转衰退的“关键窗口期”，60% 的人症状可以得到明显改善。轻度认知障碍：延缓进展的“最后机会窗”，可延缓进展 2~3 年，部分功能可恢复。记住这三个关键数字：40 岁，开始建立认知健康档案；5 种，每天摄入不同颜色的蔬果；150 分钟，每周中等强度运动时长。

疾病修饰治疗药物犹如精准打击的“生物导弹”直击疾病根源，帮助大脑清除导致认知功能下降的坏蛋白，对症支持药物犹如给大脑通信网络加装“信号放大器”，让你更易记住亲友名字和日常安排。判断是否开始药物治疗，需要综合多方面因素。临床症状是重要的判断依据。认知功能评估结果也为药物治疗的决策提供了关键支持，如果患者的认知功能得分明显低于同年龄段的正常范围，达到一定的阈值，这在很大程度上表明需要药物治疗。疾病的类型和阶段也是决定药物治疗时机的重要因素，以阿尔茨海默病为例，在疾病早期，大脑中的神经细胞虽然已经开始出现病变，但损伤相对较轻。此时进行药物治疗，能够更好地发挥药物的作用，延缓病情的进展。而对于血管性认知障碍，若在脑血管病变发生后，早期出现认知功能异常时及时用药，可以有效改善脑部血液循环，减少神经细胞的进一步损伤。但如果病情已经发展到晚期，大脑神经细胞大量死亡，药物治疗的效果可能会大打折扣。

当你无症状或有主观认知衰退时，抑或仅有近期记忆力的减退、学习能力下降、复杂工具性日常能力轻微损害等，但基本日常生活能力基本保留，临床诊断疾病处于轻度认知障碍阶段时，就需要尽快接受治疗。随着医学的不断发展，针对早期阿尔茨海默病的治疗手段越来越多，效果也越来越好。只要积极面对，抓住早期的黄金窗口期，患者就有可能迎来生活的转机，延缓疾病的脚步。

02 疾病药物治疗新时代

在认知障碍的临床治疗中，长期以来一直采用症状治疗的方式，主要是使用一些药物，来提升大脑中神经递质的水平，缓解症状，改善认知功能。让患者的认知表现暂时有所提升，就像给运转不畅的机器加了点润滑油，使其能短暂地顺畅运转。虽然，坚持治疗仍有助于缓解症状和提高生活质量，但无法阻止疾病的根本进程。因为它并没有针对疾病的根源进行治疗，好比给漏水的屋顶进行临时修补，没有修复屋顶漏水的源头，水还是会不断渗漏进来。如今，这种局面有所扭转，我们正站在全新的转折点上，疾病修饰治疗的兴起为攻克阿尔茨海默病带来了新的曙光。以仑卡奈单抗（lecanemab）、多奈单抗（donanemab）为代表药物的疾病修饰治疗开启了一个全新的时代，它的核心在于从“缓解症状”转向“改写病程”，从源头阻断神经退行性变。

在决定是否开始药物治疗时，你常常会陷入纠结。一方面担心药物的副作用会给身体带来额外负担，另一方面又害怕错过最佳治疗时机。实际上，现代药物在研发过程中，对安全性进行了严格把控。医生会根据患者的具体情况，权衡药物治疗的收益和风险，制定个性化的治疗方案。请你一起来了解一下目前常见的用于治疗认知障碍的药物。

胆碱酯酶抑制剂，如多奈哌齐、卡巴拉汀和加兰他敏，是治疗认知障碍的常用药物之一。通过抑制胆碱酯酶对乙酰胆碱的分解，提高大脑内的乙酰胆碱水平，更好地完成传递信息的任务。这类药物适用于轻度至中度认知障碍患者，尤其是以记忆力减退为主要症状的阿尔茨海默病患者。

NMDA 受体拮抗剂，如美金刚，作用于大脑中的谷氨酸能神经递质系统。病情发展到中重度阶段，谷氨酸能系统出现功能紊乱，传递的信息太“强烈”而产生“背景噪声”，使学习和记忆过程的信息传递不易被捕捉。谷氨酸受体拮抗剂可以降低“噪声”，并防止谷氨酸过度兴奋导致的神经细胞损伤，对中重度认知障碍患者有较好的疗效。

中药及其他治疗药物，如银杏叶制剂、脑蛋白水解产物、胞磷胆碱、奥拉西坦、艾地苯醌等，为阿尔茨海默病患者提供“温和支持”。通过促进脑部血液循环、减少神经细胞损伤、提供神经细胞修复所需的营养物质、增强脑细胞代谢活力等为大脑赋能。

除了上述常见的治疗认知障碍的药物，近年来还有一类新型的治疗药物用于治疗阿尔茨海默病引起的认知障碍，代表药物包括仑卡奈单抗、多奈单抗，可以说，把阿尔茨海默病的治疗带入了新的时代。疾病修饰治疗是针对疾病的病理机制进行干预，并对阿尔茨海默病的病程产生有益影响的治疗或干预措施，从根本上改变疾病的发展进程，不再仅仅是缓解表面症状。这就好比对一栋摇摇欲坠的房子进行全面加固和修缮，而不只是简单地处理一些表面的破损。疾病修饰治疗的原理是通过特定的药物或干预手段，作用于疾病发生发展过程中的关键环节，阻止或延缓神经细胞的损伤和死亡，恢复大脑的正常功能。当疾病修饰治疗成功清除脑内淀粉样斑块，我们正见证医学从“对症治疗”迈向“精准治愈”的历史性跨越。

我们来看一下李阿姨的故事。李阿姨 62 岁这年突然染上了一个奇怪的习惯——每天都要买一把雨伞。起初，家人以为这只是她一时兴起，但随着时间推移，家里角落被越来越多的雨伞占据，总数竟达八十几把。更令人困惑的是，李阿姨每天都要清点雨伞数量，一旦发现少了一把，就会认定是家人弄丢的，于是家里便陷入无休止的争吵之中。

李阿姨的女儿最先察觉到母亲的变化。她发现妈妈开始忘记近期的事情，例如前两天家里人一起包饺子，李阿姨毫无印象，却经常提起几十年前的事情，甚至连细节都能叙述得一清二楚。同时，她的脾气也变得暴躁，动不动就骂人。经过检查，李阿姨被确诊为阿尔茨海默病。经过医生评估，李阿姨的病情仍处于轻度阶段，这意味着她还有机会通过治疗延缓病情的进展。

医生建议她使用一款针对β-淀粉样蛋白的靶向药物，仑卡奈单抗，然而，这款药物在其所在的城市还不能获得，只能前往其他城市使用。女儿在事业单位工作，请假并不容易，孩子又在上小学，一老一小，分身乏术，况且这种药物是否能改变母亲的症状，延缓疾病进展，将信将疑；比起这些困难，最让女儿头痛的是，李阿姨并不配合，她认为自己没有病，不需要治疗，甚至说出女儿要害她的话。女儿的心酸和苦楚无处宣泄，也想过要放弃，但想到母亲的变化，想到有一天母亲有可能忘记自己是谁，为了拯救母亲，女儿克服种种困难开始了两地奔波的生活，多次往返终于让母亲用上了这款药物。

功夫不负苦心人，经过一年的治疗，加之认知干预及生活方式干预的非药物治疗方法，李阿姨的症状有了显著改善。她的脾气不再暴躁，家里也没有出现新的雨伞了。每天晚上还会和她的爱人一起看电影，无论是悬疑片还是其他类型的电影，她都能分析得头头是道，并且过两天还能清晰地记得电影里的剧情。她甚至每周还会自己开车去花鸟市场逛逛，虽然家人有时会担心，但她认为这是一种锻炼。看着李阿姨逐渐恢复往日的活力，女儿流下了幸福的眼泪。

03 这款新药适合你吗?

在认知障碍的治疗领域，疾病修饰治疗类新药的出现为众多患者带来了新的希望。然而，并非所有患者都适合使用这些新药，精准判断是否为新药的适用者，对提升治疗效果、改善患者生活质量起着决定性作用。

从疾病的诊断层面来看，确诊为阿尔茨海默病且存在 β-淀粉样蛋白异常聚集证据的患者，是这类新药的潜在适用人群。目前，临床上有多种检测手段可用于确定 β-淀粉样蛋白的异常情况，例如 PET 检查，它就像是给大脑做了一次“高清透视”，能直观呈现大脑中 β-淀粉样蛋白斑块的分布和沉积程度；还有脑脊液检测，通过分析脑脊液中 β-淀粉样蛋白的含量和相关标志物，为诊断提供有力证据。如果检测结果显示患者大脑存在明显的 β-淀粉样蛋白聚集，那么从疾病机制角度，使用针对 β-淀粉样蛋白的新药就有了依据。

疾病的严重程度也是重要的考虑因素。早期患者大脑中仍有较多“幸存”且功能相对完好的神经元。此时使用新药，就如同在小火苗刚燃起时及时扑救，能更有效地阻止病情发展。大量临床研究表明，早期患者使用抗 β-淀粉样蛋白药物后，认知功能改善的可能性更大，延缓疾病进展的效果也更显著。在一些临床试验中，处于疾病早期的患者经过一段时间的新药治疗，在记忆力、注意力和执行功能等方面都有不同程度的提升，生活自理能力也得以维持。然而，若患者病情已发展到中晚期，大脑神经元受损严重，新药虽仍可能发挥一定作用，但效果会大打折扣。这就好比房屋主体结构大部分已损坏，即使进行修缮，也很难恢复到原来的稳固状态。中晚期患者大脑中的病理变化更为复杂，神经退行性变更为严重，单一针对β-淀粉样蛋白的新药难以全面逆转病情。不过，在某些情况下，患者的临床分期与生物学分期可能并不一致，自身的代偿能力也存在差异，因此，医生会根据患者的具体情况权衡利弊，与患者和家属共同讨论，最终制定治疗方案，以尽可能缓解症状、提高生活质量。

患者的个人意愿同样不可忽视。有些患者对疾病有清晰的认识，积极主动地希望尝试新药，以延缓病情、保持生活质量，他们在治疗过程中往往能更好地配合医生，按时服药、定期复查。这种积极的态度有助于提高治疗效果。而有些患者可能对新药存在顾虑，担心副作用或对治疗效果缺乏信心，在这种情况下，家属和医生需要与患者充分沟通，帮助其了解新药的作用机制、疗效和安全性，消除顾虑。只有患者从内心接受并愿意配合治疗，新药才能更好地发挥作用。

另外，在应用阿尔茨海默病新药时，淀粉样蛋白相关影像学异常是一个不可忽视的不良反应。淀粉样蛋白相关影像学异常是指在药物治疗过程中，由于药物加速清除大脑中β-淀粉样蛋白沉积而引起的一系列免疫反应，通常通过磁共振的影像学检查发现。淀粉样蛋白相关影像学异常主要包括血管源性水肿或渗出（ARIA-E）和微出血或含铁血黄素沉积（ARIA-H）。尽管大部分患者无症状，但有些患者出现淀粉样蛋白相关影像学异常后可能会表现出头痛、头晕、认知功能暂时下降、视物模糊、意识不清、肢体抽搐等症状，严重时甚至会危及生命。因此，在用药过程中会进行多次磁共振检查，以密切评估患者的脑部状况，以确保安全，如出现不适也应及时就诊。

对于有淀粉样蛋白相关影像学异常高风险的患者，在使用这类新药时需要谨慎考虑。年龄较大、携带特定基因（如 *APOE ε4* 等位基因）、使用抗凝治疗的患者，发生淀粉样蛋白相关影像学异常的风险相对较高。

在决定是否使用新药前，医生通常会对患者进行详细的评估，包括进行脑部影像学检查，提前了解患者大脑的基础状况，判断其发生淀粉样蛋白相关影像学异常的风险。如果患者本身就存在脑血管病变，那么发生 ARIA-E 和 ARIA-H 的可能性都会增加。此时，医生会权衡新药治疗带来的潜在益处和风险。若患者处于疾病早期，认知功能下降对生活影响较大，且通过评估认为淀粉样蛋白相关影像学异常风险在可接受范围内，经医生、患者和家属共同讨论后，可以在密切监测的情况下使用新药。

04 用药后疾病能治愈吗

当患者和家属满怀希望地开启认知障碍的药物治疗之旅时，“用药后疾病能治愈吗”是萦绕在他们心头的核心疑问。这个问题的答案，目前而言，较为复杂，受多种因素交织影响。

就目前的医学发展水平来看，以阿尔茨海默病为代表的认知障碍疾病，完全治愈仍是一个极具挑战性的目标。从疾病的病理机制角度剖析，阿尔茨海默病患者大脑中存在β-淀粉样蛋白异常聚集、Tau蛋白过度磷酸化、神经炎症、氧化应激等一系列复杂且相互关联的病理变化。这些病理过程在疾病发展过程中不断恶化，导致神经元大量受损和死亡，大脑功能逐步衰退。尽管现有的药物治疗取得了一定进展，但要彻底扭转这些复杂的病理改变，实现神经元的再生和大脑功能的完全恢复，还面临诸多难题。

从现有药物的作用机制和效果分析，传统的胆碱酯酶抑制剂和NMDA受体拮抗剂主要是通过调节神经递质水平来改善症状。胆碱酯酶抑制剂能够抑制胆碱酯酶活性，提升大脑中乙酰胆碱水平，增强神经传递功能，对认知障碍患者的记忆力、注意力等认知功能有一定的改善作用；NMDA受体拮抗剂则调节谷氨酸能神经递质系统，防止谷氨酸过度兴奋对神经细胞造成损伤，在中重度认知障碍阶段发挥一定的缓解症状功效。然而，它们都无法从根本上阻止疾病的进展，只是在一定程度上延缓症状恶化的速度。

新型的疾病修饰治疗药物，如基于β-淀粉样蛋白学说研发的靶向药物仑卡奈单抗、多奈单抗，为攻克阿尔茨海默病带来了新希望。

这些药物能够针对β-淀粉样蛋白异常聚集这一关键病理环节，清除β-淀粉样蛋白，抑制β-淀粉样蛋白的神经毒性，在一定程度上延缓疾病进展。即便如此，它们也难以实现疾病的完全治愈。因为在出现症状时，大脑中的神经元已经受到了不同程度的损伤，部分神经元死亡是不可逆的，即便β-淀粉样蛋白的聚集得到控制，受损较轻的神经元功能有所恢复，已经死亡的神经元却无法再生，大脑的部分功能缺失依然存在。

疾病的严重程度对药物治疗效果有着关键影响。在疾病早期，大脑神经元受损范围较小，尚有较多正常神经元维持大脑的基本功能。此时使用药物，尤其是新型抗β-淀粉样蛋白药物，能够有效抑制β-淀粉样蛋白的聚集，保护未受损的神经元，延缓疾病进展，患者的认知功能有较大改善空间，生活质量也能得到维持。但如果疾病发展到中晚期，大脑神经元大量死亡，神经原纤维缠结广泛聚集，大脑结构和功能遭受严重破坏，药物的作用就会受到极大限制。即使使用多种药物联合治疗，也只能在有限范围内缓解症状，难以实现病情的实质性逆转和控制。

个体差异也是影响药物治疗效果的重要因素。不同患者对药物的反应存在差异，这与患者的遗传背景、身体基础状况、生活方式等密切相关。例如，携带*APOE ε4*等位基因的患者，发病风险高且病情进展快，对药物的疗效和耐受性可能与其他患者不同。一些患者可能对某种药物反应良好，症状得到明显改善；而另一些患者可能疗效不佳，甚至出现严重的药物副作用。此外，患者的身体基础状况，如是否存在其他慢性疾病，也会影响药物的疗效。患有心血管疾病、糖尿病等慢性疾病的患者，可能会因为身体整体状况较差，影响药物在体内的代谢和作用发挥。

虽然目前用药难以完全治愈认知障碍疾病，但积极的药物治疗仍然具有重要意义。通过药物治疗，可以有效延缓疾病进展，为患者争取更多的时间和更好的生活质量。在延缓疾病进展方面，大量临床研究表明，抗β-淀粉样蛋白药物能够显著减缓认知功能衰退的速度。如在一些长期随访研究中，坚持用药的患者在认知功能评分下降速度上明显低于未用药或中断用药的患者，这意味着他们能够更长时间地保持相对稳定的认知状态，维持一定的生活自理能力和社交能力。在提高生活质量方面，药物治疗可以缓解患者的症状，减轻家庭和社会的照护负担。例如，经过药物治疗，患者的记忆力有所改善，能够更好地记住家人的信息和日常活动安排，减少走失等意外情况的发生；情绪和行为问题得到缓解，减少了与家人的冲突，家庭氛围更加和谐。这不仅让患者能够在有限的时间内享受更有质量的生活，也减轻了家属的精神压力和照护负担。

随着医学研究的不断深入，新的药物和治疗方法正在持续研发。未来，或许会有能够真正治愈认知障碍疾病的药物问世。在此之前，患者和家属应积极面对疾病，在医生的指导下进行规范治疗，通过药物治疗、生活方式调整、认知训练等综合手段，最大程度地改善患者的生活质量，延缓疾病进展，为战胜疾病争取更多的可能。

05 坚持用药，至关重要

在认知障碍的漫长治疗道路上，坚持用药是贯穿始终的关键主线，它的意义深远且重大，是守护患者认知功能、提升生活质量的核心环节。

从疾病的病理根源来看，认知障碍相关疾病的进程就像一场缓慢且持续的“侵蚀战”。以阿尔茨海默病为例，大脑内部 β-淀粉样蛋白异常聚集、Tau 蛋白过度磷酸化等病理变化不断推进，如同隐藏在暗处的“敌人”，持续破坏神经元，逐步瓦解大脑的正常功能。药物治疗就像是派遣的“防御部队”，抗 β-淀粉样蛋白药物致力于清除或抑制 β-淀粉样蛋白的聚集，减缓对神经元的侵害。

药物发挥稳定的治疗效果需要时间的积累。各类治疗认知障碍的药物都有其特定的作用机制和起效规律。像胆碱酯酶抑制剂，它通过抑制胆碱酯酶的活性，使大脑中乙酰胆碱的水平保持稳定，从而改善神经传递，提升认知能力。但这个过程并非一蹴而就，需要持续用药来维持乙酰胆碱的稳定浓度。这就如同给机器添加润滑油，只有定期、持续地添加，机器才能保持顺畅运转。如果随意中断用药，就像机器突然停止润滑，各个部件之间的摩擦会加剧，神经传递功能会再次受阻，患者的认知症状也会随之加重。

坚持用药对于维持大脑的神经可塑性也至关重要。在药物治疗的帮助下，大脑可以在一定程度上调整和修复受损的神经连接。持续使用药物能够为大脑提供稳定的“修复环境”，促进神经细胞之间建立新的连接，维持大脑的正常功能。一旦停药，这种修复过程就会中断，大脑的神经可塑性会受到抑制，之前建立的微弱“修复成果”可能会逐渐消失，认知功能也就难以得到维持。

在实际的治疗过程中，诸多因素可能会干扰患者坚持用药。药物的副作用常常让患者和家属心生顾虑。新型抗β-淀粉样蛋白药物在发挥治疗作用的同时，可能引发淀粉样蛋白相关影像学异常，导致头痛、头晕等不适症状。患者和家属担心继续用药会加重身体负担，而停药又怕影响治疗效果。此时，患者和家属要明白，副作用的出现并不意味着必须停药。需要根据副作用的严重程度进行评估和处理，通过调整药物剂量、更换药物种类或采取辅助治疗措施通常可以使副作用得到缓解。例如，对于出现淀粉样蛋白相关影像学异常症状的患者，医生可能会密切监测症状，必要时暂停用药或停止用药，待症状缓解且磁共振监测淀粉样蛋白相关影像学异常稳定或缓解后部分患者仍可以继续用药。

认知障碍患者自身的特点也增加了坚持用药的难度。由于认知功能下降，患者可能会出现记忆力减退、注意力不集中等问题，导致忘记按时服药。有的患者可能刚服完药就忘记自己是否已经吃药，从而出现重复服药或漏服的情况。针对这一问题，家属和护理人员可以发挥重要作用。可以采用一些辅助工具，如带有时间提醒功能的药盒，将每天不同时段需要服用的药物分开放置，并设置提醒铃声，帮助患者按时服药。同时，家属要给予患者更多的耐心和关怀，定期检查患者的服药情况，确保用药的准确性。

此外，患者的心理状态也会影响用药的依从性。长期的疾病困扰和治疗过程中的不确定性，容易让患者产生焦虑、抑郁等负面情绪，进而对治疗失去信心，不愿意配合用药。家属和医护人员要关注患者的心理变化，给予他们足够的情感支持和鼓励。可以通过与患者沟通治疗进展、分享成功案例等方式，增强患者战胜疾病的信心。同时，鼓励患者积极参与社交活动，保持乐观的心态，这不仅有助于提高患者的生活质量，还能增强他们对治疗的配合度。

社会支持体系对于患者坚持用药也起着重要作用。政府和社会各界正在逐渐加大对认知障碍疾病治疗和照护的投入，完善医疗保障体系，提高药物的可及性和可负担性。通过医保报销政策的优化，将更多有效的治疗药物纳入医保范围，减轻家庭的经济负担，让患者能够持续接受规范治疗。同时，社区也陆续开展相关的健康讲座和科普活动，提高公众对认知障碍疾病的认识，减少患者和家属的心理压力，为患者坚持用药创造良好的社会环境。

坚持用药对于认知障碍患者来说是一场持久的“战斗”，需要患者、家属、医护人员以及社会各界的共同努力。只有充分认识到坚持用药的重要性，克服各种困难，才能最大程度地发挥药物的治疗效果，延缓疾病进展，让患者在有限的时间里尽可能保持良好的生活状态，提高生活质量，与疾病进行更有力的抗争。

73 岁的李叔叔，是位个性鲜明的老年人。从 2024 年 7 月起，他开始接受仑卡奈单抗药物治疗，开启了这场与疾病的漫长对抗。那时初次评估，MMSE 评分为 23 分，CDR 处于 0.5，MRI 结果显示海马体已有萎缩迹象，认知功能的衰退，在他身上初现端倪。

李叔叔给医护团队留下的印象极为深刻，他长时间坚持治疗，家属积极配合，更让人难以忽视的是那火爆的脾气，医学上称这种表现为激越行为。最初，每次来用药，刚迈进病房不过 2 分钟，他就扯着嗓子大声喊叫：“我都来了半天了，怎么还不给我用药？你们打算让我等到什么时候？我还急着回家呢！”紧接着，就在病房里不停地来回踱步，一边走，一边嚷，那焦躁的情绪仿佛要将整个病房点燃。医生和护士使用各种沟通技巧分散注意力，“您是哪儿的人呀？以前做什么工作的？”找李叔叔感兴趣的话题，为领药配药争取时间。

药物治疗是个漫长的过程，不知不觉两个月过去了。在这段时间里，医护人员渐渐熟悉了李叔叔的情况，即便每次都要耐着性子反复解释，但也慢慢习惯了他的大吵大闹。每次见面，医护人员总是热情招呼："叔叔好，又见面啦！"而李叔叔也总是那一句反问："你认识我呀？"随后便开启新一轮的吵嚷，非得等到输液开始，才慢慢安静下来。

然而，情况悄然发生了变化。有一天，医护人员像往常一样问候，李叔叔也照旧反问"你认识我呀？"可这次，他没有吵闹，只是静静地坐在那里，耐心等待输液，没有再像从前那样催促工作人员。这细微的改变，也同样发生在家中，儿子讲述，李叔叔的记忆力有所改善，能记得来医院治疗的事情了，有时会问："是不是该去输液了？"这种变化仿佛一道曙光，照亮了漫长的治疗之路。

不知不觉，李叔叔已经持续用药 9 个月。最近一次认知功能评估结果显示，他的 MMSE 评分提升到了 25 分，CDR 保持 0.5。他的变化十分明显，情绪愈发平稳，发脾气的次数大幅减少，做事情时能耐心等待。这种激越行为的减轻，极大地降低了家属的照护负担。在这场与疾病的持久战中，MMSE 评分没有下降，本身就是一个值得庆幸的成果，何况通过积极的治疗，李叔叔的评分还提高了，这份希望的种子，在大家的共同努力下，已悄然发芽。虽然李叔叔每次还是会问"你认识我呀"这个问题，但大家都期望，在未来的某一天，他能记起身边每一个陪伴他的人。

06 治疗过程中应该注意什么？

当确诊为认知障碍并开始服药后，治疗之路才刚刚启程，远非一劳永逸。认知障碍的治疗是一场需要长期规划、动态调整的“全程管理战”。在这一过程中，定期复查评估疗效、警惕药物副作用、坚持健康生活方式等，均是延缓病情进展、提升生活质量的核心支柱。定期复查是治疗的精准“导航仪”，药物副作用管理则是守护健康的“警戒线”，健康生活方式是认知功能改善的持续支撑。唯有多管齐下，才能让患者在认知障碍治疗之路上稳步前行。

定期复查是治疗期间首要关注的环节。医生会依据患者的具体病情、所使用药物的特性以及治疗阶段，制订个性化的复查计划。一般而言，患者需要每隔一段时间进行认知功能评估，借助简易精神状态检查表、蒙特利尔认知评估量表等工具，量化监测认知功能的变化。若在复查中发现患者的认知能力出现波动，需要及时调整治疗方案，例如考虑调整药物剂量、联合或更换其他药物等。

影像学检查也是复查的重要部分。通过磁共振成像（MRI）观察大脑结构变化，查看脑萎缩（例如海马体）是否有进展；利用 PET 检测大脑中 β-淀粉样蛋白斑块的沉积变化，判断针对 β-淀粉样蛋白的药物治疗效果，帮助医生清晰了解大脑内部的病理改变，从而做出更精准的治疗决策。尤其在持续抗 β-淀粉样蛋白治疗过程中，通过 PET 检查可以直观看到 β-淀粉样蛋白斑块的动态变化，为调整治疗方案提供有力依据。

药物治疗后的副作用管理也不容忽视。不同药物的副作用表现各异，胆碱酯酶抑制剂可能引发恶心、呕吐、腹泻等胃肠道不适，部分患者还可能出现心跳过缓等心血管症状。NMDA 受体拮抗剂则可能导致头晕、疲劳、便秘等问题。而新型抗 β-淀粉样蛋白药物，虽然能有效延缓病情，但可能引发淀粉样蛋白相关影像学异常，出现头痛、头晕、认知功能暂时下降等症状，严重时甚至威胁生命健康。面对这些副作用，患者和家属不必过度惊慌。一旦出现不适症状，应及时告知医生。医生会根据副作用的严重程度采取相应措施，如症状较轻，可能会建议调整服药时间或采取一些缓解症状的辅助措施；若症状严重，则需要调整药物剂量或更换药物。例如，针对胆碱酯酶抑制剂引起的胃肠道反应，建议患者在饭后服药，以减轻对胃肠道的刺激；对于出现淀粉样蛋白相关影像学异常的患者，医生会密切监测病情，必要时暂停药物治疗并给予相应的对症处理。

除了医疗方面的注意事项，生活方式的调整对巩固治疗成果起着关键作用。规律作息是基础，稳定的生物钟有助于大脑正常代谢和功能恢复。就像给大脑设定了一个精准的“运行时刻表”，保证其各个“部件”能有条不紊地工作。建议患者每天尽量在相同时间上床睡觉和起床，保证充足的睡眠，这对于改善认知功能、提高身体免疫力都大有裨益。

合理饮食也不可或缺。多摄入富含营养的食物，如鱼类富含的 ω-3 脂肪酸，有助于保护大脑神经细胞，可降低认知障碍的发生风险；新鲜蔬果富含维生素和抗氧化物质，能对抗大脑中的自由基损伤，像维生素 E、维生素 C 就如同大脑的“抗氧化卫士”，维持大脑的健康状态；全谷物食品能提供稳定的能量供应，保证大脑“动力十足”。同时，要减少高糖、高脂肪、高盐食物的摄取，这些食物可能会加重血管负担，影响大脑的血液供应，进而对认知功能产生不良影响。

适当运动同样重要。有氧运动，如散步、慢跑、游泳、球类活动等，能促进血液循环，为大脑输送充足的氧气和营养物质，就像为大脑的“工厂”提供源源不断的优质原材料。研究表明，每周进行一定量的有氧运动，可改善大脑的认知功能，提高记忆力和注意力。抗阻运动，如使用哑铃锻炼、进行俯卧撑等，能增强肌肉力量，刺激大脑分泌神经营养因子，促进神经细胞的生长和修复。身心运动，如太极拳、瑜伽等，能提升身体的平衡性和协调性，同时锻炼大脑的控制能力和注意力。患者可根据自身身体状况，选择适合自己的运动方式，并坚持定期锻炼。

认知训练也是巩固治疗效果的有效手段。患者可以进行拼图游戏，在拼凑碎片的过程中锻炼空间认知能力和逻辑思维能力；玩数独游戏，提升注意力和计算能力；参与社交活动，如与朋友聚会、参加兴趣小组等，锻炼语言表达和人际交往能力，这些都有助于维持大脑的活跃状态。

认知障碍的治疗绝非“一药了之”的简单过程，而是需要贯穿疾病全程的持续管理。从确诊初期的药物方案制定，到治疗过程中的动态监测，再到病情稳定后的长期维持，每个阶段都需要患者、家属与医疗团队紧密协作。只有这种全方位、持续性的管理，才能最大程度巩固治疗成果，延缓疾病进展，让患者尽可能长时间地保持良好的生活状态，提高生活质量。

07 治疗方案并不是一成不变

在认知障碍的治疗过程中，每个患者都是独一无二的个体，病情的发展轨迹、身体对药物的反应以及生活背景都各不相同，因此治疗方案需要根据实际情况进行动态调整，做到量体裁衣，才能达到最佳治疗效果。

疾病的进展程度是调整治疗方案的关键依据。认知障碍不同阶段，大脑的病理变化和症状表现差异很大。在疾病早期，如李阿姨那样，整体认知功能处于相对较好水平，大脑神经元受损相对较轻，此时使用针对β-淀粉样蛋白的药物，配合适当的认知训练和生活方式调整，能够有效延缓病情发展。但随着时间推移，如果病情进展，患者认知功能进一步下降，MMSE 评分降低，大脑中的神经原纤维缠结沉积和神经元死亡加剧，原有的治疗方案可能就不再适用。医生可能会联合使用其他作用机制的药物，如在持续使用抗β-淀粉样蛋白药物的基础上，加用胆碱酯酶抑制剂来增强胆碱能的神经传递，以应对更严重的认知障碍症状。

药物的疗效和副作用也是调整方案的重要因素。使用某种抗β-淀粉样蛋白药物一段时间后，复查 PET 检查发现大脑中β-淀粉样蛋白斑块的沉积减少不明显，且 MMSE 评分仍有明显下降，这表明药物疗效未达预期，医生会考虑更换其他药物。此外，药物副作用也会促使方案调整。若患者在服用胆碱酯酶抑制剂后，出现严重的胃肠道反应，如频繁呕吐、腹泻，导致身体虚弱，影响正常生活和营养摄入，医生可能会调整药物剂量，或者更换为对胃肠道功能影响较小的药物，同时给予一些缓解胃肠道症状的辅助药物。

患者的身体状况变化同样不可忽视。随着年龄增长，患者身体机能逐渐衰退，可能会出现新的健康问题。例如，原本血糖正常的患者，在治疗过程中患上了糖尿病，高血糖会影响大脑的血液供应和代谢，加重认知障碍。此时，治疗方案不仅要考虑认知障碍的治疗，还需加入控制血糖的措施，如调整饮食结构、增加降糖药物等。若患者出现心血管疾病，如冠心病，在选择治疗认知障碍的药物时，要避免使用对心脏有不良影响的药物，或者调整药物剂量，同时加强对心血管疾病的治疗和监测。

生活环境和心理状态也会影响治疗方案。如果经历了重大生活事件，如亲人离世、家庭搬迁等，可能会导致心理压力增大，进而加重认知障碍症状。这时，除了药物治疗，心理干预就显得尤为重要。接受心理咨询，或者增加一些有助于缓解压力、改善情绪的活动，如参加社交团体、进行放松训练等。若患者生活环境发生变化，如从熟悉的社区搬到新的城市，生活节奏和社交圈子改变，可能会影响患者的认知训练效果和日常生活能力。医生会根据这些变化，调整认知训练的方式和强度，帮助患者更好地适应新环境。

在调整治疗方案时，多学科协作至关重要。神经内科医生、精神科医生、康复治疗师、营养师等专业人员会共同参与。神经内科医生从疾病的病理机制出发，调整药物治疗方案；精神科医生关注患者的心理状态和精神行为症状，提供心理治疗和精神药物使用的建议；康复治疗师根据患者的身体状况和认知水平，制订个性化的康复训练计划；营养师则为患者制定合理的饮食方案，确保营养均衡，支持大脑功能的恢复。

认知障碍的治疗是一个长期的过程，治疗方案需要根据患者疾病进展、药物反应、身体状况以及生活环境和心理状态的变化进行及时调整。患者和家属要积极与医生沟通，及时反馈患者的情况，配合医生进行治疗方案的优化。通过多学科协作，为患者制定最适合的治疗方案，最大程度延缓疾病进展，提高患者的生活质量，让患者在与认知障碍的斗争中获得更好的支持和帮助。

2023 年秋天，68 岁的张阿姨来到记忆门诊。医生明确诊断后为她制定了综合治疗方案：药物联合认知训练。最初，效果很好，认知功能保持稳定。经过半年的时间，张阿姨的 MMSE、MoCA 评分分别由原来的 23 分和 22 分，提高到 25 分和 23 分。女儿也说："现在我妈妈能清晰记得自己的生日，还会用智能手机网上购物了。"

然而在治疗的第 9 个月，女儿发现张阿姨出现令人担忧的变化：夜间频繁觉醒（每晚 4~5 次），白天出现嗜睡和倦怠。女儿带张阿姨又一次走进了记忆门诊，认知功能评估结果显示，她的 MMSE 评分和 MoCA 评分别降至 23 分，22 分。医生根据症状发现了关键问题。因失眠导致张阿姨身体疲劳，影响了认知功能。医生为其制定了新方案：在保留原有药物治疗的基础上加用助眠药改善睡眠。将原认知训练改为上午进行，新增了晚间正念减压课程。在饮食方面，建议晚餐多食用小米粥、南瓜籽、温牛奶、香蕉等，增加色氨酸的摄入。将张阿姨的卧室光照进行改造，晚间为其播放轻音乐，睡前在枕巾滴上薰衣草精油或使用香薰机促进睡眠。调整治疗 3 个月后，张阿姨的睡眠质量有所好转，MMSE 量表评分上升至 25 分，MoCA 量表评分为 23 分，她仍能独立完成日常购物，继续参加社区书法班。

在阿尔茨海默病治疗的漫长病程中需要"动态导航"，即使没有出现新的问题，也要定期复诊，一旦出现新的症状时，更要及时就诊，准确识别症状及其影响因素，及时调整治疗方案。每一次对药物剂量的细微调整、训练内容的逐步升级、饮食结构的持续优化，都是对大脑认知功能的精心保护。

参考文献

1. 中国痴呆与认知障碍指南写作组,中国医师协会神经内科医师分会认知障碍疾病专业委员会. 2018 中国痴呆与认知障碍诊治指南(一):痴呆及其分类诊断标准[J]. 中华医学杂志, 2018, 98(13):965-970.
2. SCHELTENS P,DE STROOPER B,KIVIPELTO M,et al. Alzheimer's disease[J]. Lancet,2021,397(10284):1577-1590.
3. SIKKES S A M,TANG Y,JUTTEN R J,et al. Toward a theory-based specification of non-pharmacological treatments in aging and dementia:focused reviews and methodological recommendations[J]. Alzheimers Dement,2021,17(2):255-270.
4. JIA J,ZHANG Y,SHI Y,et al. A 19-Year-old adolescent with probable Alzheimer's disease[J]. J Alzheimers Dis,2023,91(3):915-922.
5. KARCH C M,GOATE A M. Alzheimer's disease risk genes and mechanisms of disease pathogenesis[J]. Biol Psychiatry,2015,77(1):43-51.
6. AGARWAL P,DHANA K,BARNES L L,et al. Unhealthy foods may attenuate the beneficial relation of a Mediterranean diet to cognitive decline[J]. Alzheimers Dement,2021,17(7):1157-1165.
7. ANAND S S,FRIEDRICH M G,LEE D S,et al. Evaluation of adiposity and cognitive function in adults[J]. JAMA Netw Open,2022,5(2):e2146324.
8. ANSTEY K J,VON SANDEN C,SALIM A,et al. Smoking as a risk factor for dementia and cognitive decline:a meta-analysis of prospective studies[J]. Am J Epidemiol,2007,166(4):367-378.
9. BALLARINI T,MELO VAN LENT D,BRUNNER J,et al. Mediterranean diet, Alzheimer disease biomarkers and brain atrophy in old age[J]. Neurology,

2021,96(24):e2920-e2932.

10. BENNETT D A,WILSON R S,SCHNEIDER J A,et al. Education modifies the relation of AD pathology to level of cognitive function in older persons[J]. Neurology,2003,60(12):1909-1915.
11. EClipSE Collaborative Members,BRAYNE C,INCE P G,et al. Education,the brain and dementia:neuroprotection or compensation? [J]. Brain,2010,133(Pt 8):2210-2216.
12. CAHOON D,SHERTUKDE S P,AVENDANO E E,et al. Walnut intake, cognitive outcomes and risk factors:a systematic review and meta-analysis[J]. Ann Med,2021,53(1):971-997.
13. CHENG S T. Cognitive reserve and the prevention of dementia:the role of physical and cognitive activities[J]. Curr Psychiatry Rep,2016,18(9):85.
14. Alzheimer's Association. 2017 Alzheimer's disease facts and figures[J]. Alzheimers Dement,2017,13:325-373.
15. NEBEL R A,AGGARWAL N T,BARNES L L,et al. Understanding the impact of sex and gender in Alzheimer's disease:a call to action[J]. Alzheimers Dement,2018,14(9):1171-1183.
16. MIELKE M M,VEMURI P,ROCCA W A. Clinical epidemiology of Alzheimer's disease:assessing sex and gender differences[J]. Clin Epidemiol,2014,6:37-48.
17. RENTZ D M,WEISS B K,JACOBS E G,et al. Sex differences in episodic memory in early midlife:impact of reproductive aging[J]. Menopause,2017,24(4):400-408.
18. SUNDERMANN E E,BIEGON A,RUBIN L H,et al. Better verbal memory in women than men in MCI despite similar levels of hippocampal atrophy[J]. Neurology,2016,86(15):1368-1376.
19. BARNES D E,YAFFE K. The projected effect of risk factor reduction on Alzheimer's disease prevalence[J]. Lancet Neurol,2011,10(9):819-828.
20. VILLA A,GELOSA P,CASTIGLIONI L,et al. Sex-specific features of microglia from adult mice[J]. Cell Rep,2018,23(12):3501-3511.
21. GOYAL M S,BLAZEY T M,SU Y,et al. Persistent metabolic youth in the aging female brain[J]. Proc Natl Acad Sci U S A,2019,116(8):3251-3255.

22. TUKIAINEN T, VILLANI A C, YEN A, et al. Landscape of X chromosome inactivation across human tissues[J]. Nature, 2017, 550(7675): 244-248.

23. YAN Y, WANG X, CHAPUT D, et al. X-linked ubiquitin-specific peptidase 11 increases tauopathy vulnerability in women[J]. Cell, 2022, 185(21): 3913-3930.e19.

24. ALTMANN A, TIAN L, HENDERSON V W, et al. Sex modifies the APOE-related risk of developing Alzheimer disease[J]. Ann Neurol, 2014, 75(4): 563-573.

25. MOSCONI L, BERTI V, DYKE J, et al. Menopause impacts human brain structure, connectivity, energy metabolism, and amyloid-beta deposition[J]. Sci Rep, 2021, 11(1): 10867.

26. SHUMAKER S A, LEGAULT C, RAPP S R, et al. Estrogen plus progestin and the incidence of dementia and mild cognitive impairment in postmenopausal women: the Women's Health Initiative Memory Study: a randomized controlled trial[J]. JAMA, 2003, 289(20): 2651-2662.

27. ROCCA W A, BOWER J H, MARAGANORE D M, et al. Increased risk of cognitive impairment or dementia in women who underwent oophorectomy before menopause[J]. Neurology, 2007, 69(11): 1074-1083.

28. ALLEN A P, CURRAN E A, DUGGAN Á, et al. A systematic review of the psychobiological burden of informal caregiving for patients with dementia: focus on cognitive and biological markers of chronic stress[J]. Neurosci Biobehav Rev, 2017, 73: 123-164.

29. JACOBS E G, WEISS B K, MAKRIS N, et al. Impact of sex and menopausal status on episodic memory circuitry in early midlife[J]. J Neurosci, 2016, 36(39): 10163-10173.

30. COUGHLAN G T, BETTHAUSER T J, BOYLE R, et al. Association of age at menopause and hormone therapy use with Tau and β-amyloid positron emission tomography[J]. JAMA Neurol, 2023, 80(5): 462-473.

31. HAINSWORTH A H, MARKUS H S, SCHNEIDER J A. Cerebral small vessel disease, hypertension, and vascular contributions to cognitive impairment and dementia[J]. Hypertension, 2024, 81(1): 75-86.

32. TAI X Y, VELDSMAN M, LYALL D M, et al. Cardiometabolic multimorbidity,

genetic risk, and dementia: a prospective cohort study[J]. Lancet Healthy Longev, 2022, 3(6): e428-e436.

33. WARDLAW J M, SMITH C, DICHGANS M. Small vessel disease: mechanisms and clinical implications[J]. Lancet Neurol, 2019, 18(7): 684-696.

34. VAN VELUW S J, ARFANAKIS K, SCHNEIDER J A. Neuropathology of vascular brain health: insights from ex vivo magnetic resonance imaging-histopathology studies in cerebral small vessel disease[J]. Stroke, 2022, 53(2): 404-415.

35. SHI Y, THRIPPLETON M J, MAKIN S D, et al. Cerebral blood flow in small vessel disease: a systematic review and meta-analysis[J]. J Cereb Blood Flow Metab, 2016, 36(10): 1653-1667.

36. MANCUSO M, ARNOLD M, BERSANO A, et al. Monogenic cerebral small-vessel diseases: diagnosis and therapy. Consensus recommendations of the European Academy of Neurology[J]. Eur J Neurol, 2020, 27(6): 909-927.

37. DEBETTE S, MARKUS H S. Stroke genetics: discovery, insight into mechanisms, and clinical perspectives[J]. Circ Res. 2022, 130(8): 1095-1111.

38. YANG A C, VEST R T, KERN F, et al. A human brain vascular atlas reveals diverse mediators of Alzheimer's risk[J]. Nature, 2022, 603(7903): 885-892.

39. ARVANITAKIS Z, CAPUANO A W, LAMAR M, et al. Late-life blood pressure association with cerebrovascular and Alzheimer disease pathology[J]. Neurology, 2018, 91(6): e517-e525.

40. HONDA H, SASAKI K, HAMASAKI H, et al. Trends in autopsy-verified dementia prevalence over 29 years of the Hisayama study[J]. Neuropathology, 2016, 36(4): 383-387.

41. VEMURI P, LESNICK T G, PRZYBELSKI S A, et al. Vascular and amyloid pathologies are independent predictors of cognitive decline in normal elderly[J]. Brain, 2015, 138(Pt 3): 761-771.

42. CALDERÓN-GARCIDUEÑAS L, AZZARELLI B, ACUNA H, et al. Air pollution and brain damage[J]. Toxicol Pathol, 2002, 30(3): 373-389.

43. BROCKMEYER S, D'ANGIULLI A. How air pollution alters brain development: the role of neuroinflammation[J]. Transl Neurosci, 2016, 7(1):

24-30.

44. STINGONE J A, MCVEIGH K H, CLAUDIO L. Association between prenatal exposure to ambient diesel particulate matter and perchloroethylene with children's 3rd grade standardized test scores[J]. Environ Res, 2016, 148: 144-153.

45. SEMMENS E O, LEARY C S, FITZPATRICK A L, et al. Air pollution and dementia in older adults in the Ginkgo Evaluation of Memory Study[J]. Alzheimers Dement, 2023, 19(2): 549-559.

46. CHRISTENSEN G M, LI Z, LIANG D, et al. Association of PM2.5 exposure and Alzheimer disease pathology in brain bank donors-effect modification by APOE genotype[J]. Neurology, 2024, 102(5): e209162.

47. STERN Y. What is cognitive reserve? Theory and research application of the reserve concept[J]. J Int Neuropsychol Soc, 2002, 8(3): 448-460.

48. SHEN C, ROLLS E T, CHENG W, et al. Associations of social isolation and loneliness with later dementia[J]. Neurology, 2022, 99(2): e164-e175.

49. HOLT-LUNSTAD J, SMITH T B, LAYTON J B. Social relationships and mortality risk: a meta-analytic review[J]. PLoS Med, 2010, 7(7): e1000316.

50. LUPIEN S J, MCEWEN B S, GUNNAR M R, et al. Effects of stress throughout the lifespan on the brain, behaviour and cognition[J]. Nat Rev Neurosci, 2009, 10(6): 434-445.

51. CACIOPPO J T, CACIOPPO S, CAPITANIO J P, et al. The neuroendocrinology of social isolation[J]. Annu Rev Psychol, 2015, 66: 733-767.

52. WILSON R S, KRUEGER K R, ARNOLD S E, et al. Loneliness and risk of Alzheimer disease[J]. Arch Gen Psychiatry, 2007, 64(2): 234-240.

53. CACIOPPO J T, HAWKLEY L C, THISTED R A. Perceived social isolation makes me sad: 5-year cross-lagged analyses of loneliness and depressive symptomatology in the Chicago Health, Aging, and Social Relations Study[J]. Psychol Aging, 2010, 25(2): 453-463.

54. DAVIES G, MARIONI R E, LIEWALD D C, et al. Genome-wide association study of cognitive functions and educational attainment in UK Biobank (N=112 151)[J]. Mol Psychiatry, 2016, 21(6): 758-767.

55. HOLWERDA T J, DEEG D J, BEEKMAN A T, et al. Feelings of loneliness,

but not social isolation, predict dementia onset: results from the Amsterdam Study of the Elderly (AMSTEL) [J]. J Neurol Neurosurg Psychiatry, 2014, 85 (2): 135-142.

56. JAMES B D, WILSON R S, BARNES L L, et al. Late-life social activity and cognitive decline in old age[J]. J Int Neuropsychol Soc, 2011, 17(6): 998-1005.

57. COHEN G D, PERLSTEIN S, CHAPLINE J, et al. The impact of professionally conducted cultural programs on the physical health, mental health, and social functioning of older adults[J]. Gerontologist, 2006, 46(6): 726-734.

58. LANGA K M, LEVINE D A. The diagnosis and management of mild cognitive impairment: a clinical review[J]. JAMA, 2014, 312(23): 2551-2561.

59. MOSE A, CHEN Y, TAN X, et al. Association of social integration with cognitive function trajectories among Chinese older adults: evidence from the China health and retirement longitudinal study (CHARLS) [J]. Front Aging Neurosci, 2024, 15: 1322974.

60. FRATIGLIONI L, WANG H X, ERICSSON K, et al. Influence of social network on occurrence of dementia: a community-based longitudinal study[J]. Lancet, 2000, 355(9212): 1315-1319.

61. VALENZUELA M J, SACHDEV P. Brain reserve and dementia: a systematic review[J]. Psychol Med, 2006, 36(4): 441-454.

62. TORIL P, REALES J M, BALLESTEROS S. Video game training enhances cognition of older adults: a meta-analytic study[J]. Psychol Aging, 2014, 29 (3): 706-716.

63. JESSEN F, AMARIGLIO R E, VAN BOXTEL M, et al. A conceptual framework for research on subjective cognitive decline in preclinical Alzheimer's disease[J]. Alzheimers Dement, 2014, 10(6): 844-852.

64. 中华医学会神经病学分会痴呆与认知障碍学组.AD(AD)源性轻度认知障碍诊疗中国专家共识 2021[J].中华神经科杂志, 2022, 55(5): 421-440.

65. XIAO J, LI J, WANG J, et al. 2023 China Alzheimer's disease: facts and figures[J]. Human Brain, 2023, 2(3): 1-13.

66. 脑认知健康管理中国专家共识制定委员会,《中华健康管理学杂志》编辑委员会. 脑认知健康管理中国专家共识(2023)[J]. 中华健康管理学杂志, 2023, 17(12):881-892.

67. JIA L, DU Y, CHU L, et al. Prevalence, risk factors, and management of dementia and mild cognitive impairment in adults aged 60 years or older in China: a cross-sectional study[J]. Lancet Public Health, 2020, 5(12): e661-e671.

68. BRANDT Å, JENSEN M P, SØBERG M S, et al. Information and communication technology-based assistive technology to compensate for impaired cognition in everyday life: a systematic review[J]. Disabil Rehabil Assist Technol, 2020, 15(7): 810-824.

69. CHENG Y, WU W, FENG W, et al. The effects of multdomain versus single-domain cognitive training in non-demented older people: a randomized controlled trial[J]. BMC Med, 2012, 10: 30.

70. DAVIES N, SCHIOWITZ B, RAIT G, et al. Decision aids to support decision making in dementia care: a systematic review[J]. Int Psychogeriatr, 2019, 31(10): 1403-1419.

71. NITSCHE M A, NIEHAUS L, HOFFMANN K T, et al. MRI study of human brain exposed to weak direct current stimulation of the frontal cortex[J]. Clinical Neurophysiology, 2004, 115(10): 2419-2423.

72. NITSCHE M A, PAULUS W. Transcranial direct current stimulation-update 2011[J]. Restor Neurol Neurosci, 2011, 29(6): 463-492.

73. NITSCHE M A, LAMPE C, ANTAL A, et al. Dopaminergic modulation of long-lasting direct current-induced cortical excitability changes in the human motor cortex[J]. Eur J Neurosci, 2006, 23(6): 1651-1657.

74. 中华医学会神经病学分会痴呆与认知障碍学组, 认知数字疗法中国专家共识写作组. 认知数字疗法中国专家共识(2023)[J]. 中华医学杂志, 2023, 103(9): 640-641.

75. 中华医学会神经病学分会痴呆与认知障碍学组, 中华医学会核医学分会. 淀粉样蛋白 PET 显像在 AD 诊断中的应用专家共识[J]. 中华医学杂志, 2023, 103(45): 3615-3626.

76. THAKKAR N, MARTIS P B, KUTIKUPPALA L V S, et al. Lecanemab: a hope in the management of Alzheimer's disease[J]. Brain Circ, 2023, 9(3): 194-

195.

77. JIA J, NING Y, CHEN M, et al. Biomarker changes during 20 years preceding Alzheimer's disease[J]. N Engl J Med, 2024, 390(8): 712-722.
78. JOHNSON E C B, BIAN S, HAQUE R U, et al. Cerebrospinal fluid proteomics define the natural history of autosomal dominant Alzheimer's disease[J]. Nat Med, 2023, 29(8): 1979-1988.
79. JACK C R, Jr, ANDREWS J S, BEACH T G, et al. Revised criteria for diagnosis and staging of Alzheimer's disease: Alzheimer's Association Workgroup[J]. Alzheimers Dement, 2024, 20(8): 5143-5169.
80. LU Y, LIU C, YU D, et al. Prevalence of mild cognitive impairment in community-dwelling Chinese populations aged over 55 years: a meta-analysis and systematic review[J]. BMC Geriatr, 2021, 21(1): 10.
81. VERMUNT L, SIKKES S A M, VAN DEN HOUT A, et al. Duration of preclinical, prodromal, and dementia stages of Alzheimer's disease in relation to age, sex, and APOE genotype[J]. Alzheimers Dement, 2019, 15(7): 888-898.
82. SANCHEZ-LARA E, LOZANO-RUIZ A, PEREZ-GARCIA M, et al. Efficacy of mindfulness-based interventions in cognitive function in the elderly people: a systematic review and meta-analysis.[J]. Aging & mental health, 2021, 1-11.
83. TU H M, CHIU P Y. Meta-analysis of controlled trials testing horticultural therapy for the improvement of cognitive function[J]. Sci Rep, 2020, 10(1): 14637.
84. REUBEN D B, KREMEN S, MAUST D T. Dementia prevention and treatment: a narrative review[J]. JAMA Intern Med, 2024, 184(5): 563-572.
85. LOURIDA I, HANNON E, LITTLEJOHNS T J, et al. Association of lifestyle and genetic risk with incidence of dementia[J]. JAMA, 2019, 322(5): 430-437.
86. JIA J, ZHAO T, LIU Z, et al. Association between healthy lifestyle and memory decline in older adults: 10 year, population based, prospective cohort study[J]. BMJ, 2023, 380: e072691.
87. ZHANG Y, CHEN S D, DENG Y T, et al. Identifying modifiable factors and their joint effect on dementia risk in the UK Biobank[J]. Nat Hum Behav,

2023,7:1185-1195.

88. Risk reduction of cognitive decline and dementia: WHO guidelines[EB/OL].(2019-01-01)[2025-07-12].https://www.who.int/publications/i/item/9789241550543.

89. QIN A, WANG M, XU L, et al. Increased intake of vegetables and fruits improves cognitive function among Chinese oldest old: 10-year follow-up study [J]. Nutrients, 2023, 15(9): 2147.

90. RAJI C A, MEYSAMI S, HASHEMI S, et al. Exercise-related physical activity relates to brain volumes in 10 125 individuals[J]. J Alzheimers Dis, 2024, 97(2): 829-839.

91. MANUELLO J, MIN J, MCCARTHY P, et al. The effects of genetic and modifiable risk factors on brain regions vulnerable to ageing and disease[J]. Nat Commun, 2024, 15(1): 2576.

附录　秘籍精要

1. β-淀粉样蛋白　β-淀粉样蛋白是大脑代谢产生的“垃圾”，正常情况下会被清理掉。
2. β-淀粉样蛋白寡聚体　β-淀粉样蛋白寡聚体是少量β-淀粉样蛋白聚集在一起的“小团伙”，会悄悄附着在神经元突触上，直接阻断了大脑中神经元之间的信息传递。
3. β-淀粉样蛋白斑块　β-淀粉样蛋白没有被清除，且大量异常堆积，出现相互缠绕形成的斑块，这些斑块阻塞神经细胞之间的通路，导致神经细胞死亡。
4. Tau 蛋白　Tau 蛋白是神经细胞内固定骨架的“小能手”，负责支撑细胞形状，运输营养。
5. 神经纤维缠结　Tau 蛋白异常工作，互相缠绕，拧成硬邦邦的纤维，就像是缠成一团解不开的“乱线团”。
6. 突触　突触是大脑中神经元之间的连接点，就像两个相邻城市之间的“信号中转站”，负责将大脑的信息通过一个神经元传递到下一个神经元。
7. 神经递质　神经递质就像大脑里的“信使”，是神经元之间用来传递信息的特殊化学物质。

8. 认知干预 认知干预像一套大脑的养护方案，通过各种科学、系统的方法，对认知功能进行有目的、有计划的影响和改善，发挥及时“踩刹车”的作用。

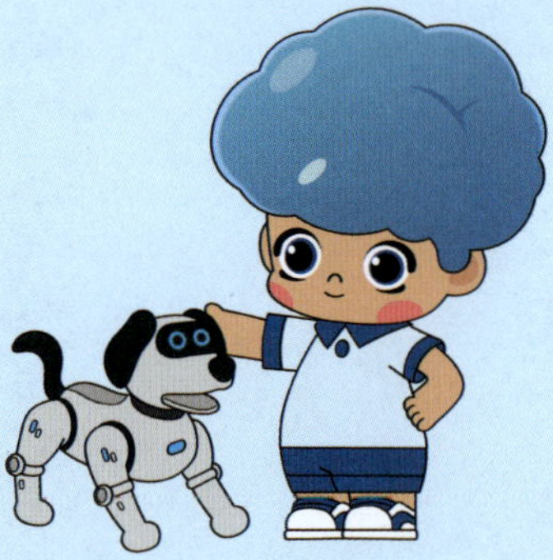

86